Das AMDP-System

Vorwort zur 11. Auflage

Das AMDP-System verfolgt einen umfassenden deskriptiven psychopathologischen Ansatz, damit bei der Befunderhebung keine wesentlichen Symptombereiche ausgespart bleiben. Insbesondere deswegen spielt das AMDP-System unverändert eine zentrale Rolle bei der Vermittlung und dem Erwerb von psychopathologischem Grundwissen. Schon während des Studiums, wenn Studierende der Medizin und Psychologie erstmals professionell mit psychischen Leiden konfrontiert werden und dieses in einer verständlichen und einheitlichen Sprache beschreiben sollen, kommen sie in Kontakt mit dem AMDP-System. Während der gesamten klinischen Weiterbildungszeit – und auch danach – behält das AMDP-System seinen wichtigen Stellenwert als Grundlage der Darstellung psychopathologischer Befunde in Krankengeschichten und Arztbriefen. Aus gutem Grund wird daher mittlerweile in fast allen Lehrbüchern der Psychiatrie und Psychotherapie auf die Begrifflichkeit des AMDP-Systems Bezug genommen, und von AMDP werden kontinuierlich Trainingsseminare angeboten. Die praktische Anwendung des Systems wird dabei unterstützt durch den Interviewleitfaden (Fähndrich & Stieglitz, 2023) sowie das Praxisbuch (Stieglitz et al., 2023).

Für die 11. Auflage des Manuals wurden die 100 psychischen und 40 somatischen Kernsymptome sowie die jeweiligen Zusatzsymptome sprachlich und definitorisch weiter verbessert, zudem wurden Inkonsistenzen beseitigt. Bei allen Symptomen werden nun, getrennt von den Erläuterungen, Beispiele angegeben. Grundlegend überarbeitet und vereinheitlich wurden auch die Hinweise zur Graduierung.

Hinzugekommen sind weiterhin zwei neue Anhänge: In einem wird versucht, einen Bezug zur International Classification of Functioning (ICF) herzustellen, im anderen finden sich einige grundlegende Überlegungen zur aktuellen Relevanz der Psychopathologie.

Der Untertitel des Bandes wurde angepasst („Manual zur Dokumentation des psychischen Befundes in Psychiatrie, Psychotherapie und Psychosomatik“), um den weiten Einsatzbereich des Systems zu unterstreichen. Im Manual werden die Begriffe Patient und Betroffener synonym verwendet, womit im Sinne der geschlechtergerechten Sprache immer beide Geschlechter gemeint sind. Ebenso werden die Begriffe Symptom und Merkmal synonym verwendet.

Nach dem Erscheinen der 10. Auflage des AMDP-Manuals sind Prof. Dr. med. Harald J. Freyberger und PD Dr. med. Bernd Ahrens plötzlich und unerwartet verstorben. Beide haben an allen Auflagen der letzten 20 Jahre aktiv mitgearbeitet. AMDP wird ihnen immer ein ehrendes Andenken bewahren.

Basel und Zürich,
Sommer 2022

Rolf-Dieter Stieglitz
und *Achim Haug*

Arbeitsgemeinschaft für Methodik und Dokumentation in der Psychiatrie (AMDP)
(Hrsg.)

Das AMDP-System

Manual zur Dokumentation des psychischen Befundes in Psychiatrie, Psychotherapie und Psychosomatik

11., vollständig überarbeitete Auflage

hogrefe

AMDP-Geschäftsstelle
Prof. Dr. med. Wolfgang Retz
Institut für Gerichtliche
Psychologie und Psychiatrie
Kirrberger Straße
66421 Homburg/Saar
E-Mail: wolfgang.retz@uks.eu

Organisation AMDP-Trainingsseminare
PD Dr. med. Bernhard Kis
St. Elisabeth-Krankenhaus
Niederwenigern
Essener Straße 31
45529 Hattingen
E-Mail: b.kis@contilia.de

AMDP-Homepage: www.amdp.de

Zu diesem Manual ist außerdem der *AMDP-Dokumentationsbogen* (Bestellnr.: 01 199 11) lieferbar. Zu beziehen ist dieser Bogen über www.testzentrale.de

Zu diesem Manual ist außerdem ein Interviewleitfaden lieferbar: Fähndrich, E. & Stieglitz, R.-D. (2023). *Leitfaden zur Erfassung des psychopathologischen Befundes. Halbstrukturiertes Interview anhand des AMDP-Systems* (6., überarb. Aufl.). Göttingen: Hogrefe.

Zu diesem Manual ist außerdem folgender Titel lieferbar: Stieglitz, R.-D., Haug, A., Kis, B., Kleinschmidt, S. & Thiel, A. (Hrsg.) (2023). *Praxisbuch AMDP. Psychopathologische Befunderhebung – Grundlagen und Anwendungsbeispiele* (2., akt. und erw. Aufl.) Göttingen: Hogrefe.

Bibliografische Information der Deutschen Nationalbibliothek
Die Deutsche Nationalbibliothek verzeichnet diese Publikation in der Deutschen Nationalbibliografie; detaillierte bibliografische Daten sind im Internet über http://dnb.dnb.de abrufbar.

Hogrefe Verlag GmbH & Co. KG
Merkelstraße 3
37085 Göttingen
Deutschland
Tel. +49 551 999 50 0
Fax +49 551 999 50 111
info@hogrefe.de
www.hogrefe.de

Satz: Franziska Stolz, Hogrefe Verlag GmbH & Co. KG, Göttingen
Druck: Finidr, s.r.o., Český Těšín
Printed in Czech Republic
Auf säurefreiem Papier gedruckt

11., vollständig überarbeitete Auflage 2023

(E-Book-ISBN [PDF] 978-3-8409-3157-4; E-Book-ISBN [EPUB] 978-3-8444-3157-5)
ISBN 978-3-8017-3157-1
https://doi.org/10.1026/03157-000

Inhaltsverzeichnis

Einleitung

Die *A*rbeitsgemeinschaft für *M*ethodik und *D*okumentation in der *P*sychiatrie (AMDP) wurde 1965 aus der Verbindung einer deutschen (Bente, Engelmeier, Heinrich, Hippius, Schmitt) und einer schweizerischen Arbeitsgruppe (Angst, Battegay, Cornu, Dick, Heimann, Pöldinger, Schmidlin, Weis) zunächst unter der Abkürzung AMP gegründet. Kurz darauf schloss sich die Wiener Klinik (Berner) an. In den folgenden Jahren wurde von den AMP-Mitarbeitern das System für die Dokumentation der psychiatrischen Anamnese sowie des psychopathologischen und somatischen Befundes auf Markierungsleserbelegen entwickelt, die den heutigen Dokumentationsbögen schon sehr ähnlich waren.

Dieses System machte ein großes, einheitlich dokumentiertes Erfahrungsgut aus verschiedenen psychiatrischen Zentren und Ländern vergleichbar, nicht zuletzt, indem es eine unmittelbare elektronische Datenverarbeitung ermöglichte (vgl. Kapitel 1.6). Das AMDP-System, wie es seit 1979 heißt, trug damit zur internationalen Vereinheitlichung psychiatrischer Diagnostik und Forschung bei. Die AMP- bzw. AMDP-Manuale wurden daher auch in viele Sprachen übersetzt (u. a. englisch, französisch, italienisch, portugiesisch; siehe im Überblick auch Bobon et al., 1983 sowie Literatur).

Aufgabe des vorliegenden Manuals ist es, die Vorgehensweisen beim Einsatz des Systems sowie die Definitionen der Merkmale zusammenzufassen und damit den Anfängern eine Einführung, den Erfahrenen ein Nachschlagewerk zu geben, das die einheitliche Anwendung des Systems gestattet.

Das AMDP-System umfasst unverändert folgende, auf einem vierseitigen Bogen enthaltene Dokumentationsbelege:

- Anamnese,
- Psychischer Befund und
- Somatischer Befund.

Der Merkmalsbestand des Psychischen und Somatischen Befundes wurde aufgrund empirischer Analysen der dokumentierten Befunde von mehr als 2.500 Patienten (siehe Baumann &

Stieglitz, 1983) gewonnen. Bei den Erkrankungen handelte es sich in der Mehrzahl um früher als endogene Psychosen bezeichnete Störungen (vor allem Schizophrenien, schizoaffektive Psychosen, affektive Psychosen).

Mehrere Interrater-Reliabilitätsstudien und die Kriterien Häufigkeit, Spezifität und Verlaufssensitivität trugen zur Merkmalsauswahl bei (siehe Baumann & Stieglitz, 1983). Die psychopathologischen Symptomdefinitionen bauen dabei auf der traditionellen deskriptiven deutschsprachigen Psychopathologie auf.

In der Arbeitsgemeinschaft für Methodik und Dokumentation in der Psychiatrie (AMDP) hat seit 1965 eine große Zahl von Kollegen mit unterschiedlicher Intensität und für kürzere oder längere Zeit mitgewirkt. Im Folgenden werden jene Kolleginnen und Kollegen genannt, die an der Entwicklung des Systems und insbesondere der vorliegenden Fassung Anteil hatten.

AMP-Gründer

J. Angst, Prof. Dr., Psychiatrische Universitätsklinik Zürich

R. Battegay, Prof. Dr., Psychiatrische Universitätspoliklinik Basel

D. Bente, Prof. Dr., Abt. für Psychophysiologie der FU Berlin

F. Cornu, Prof. Dr., Psychiatrische Privatklinik WYSS AG, Münchenbuchsee, Bern

P. Dick, Dr., Psychiatrische Universitätsklinik Chêne-Bourg, Genf

M.P. Engelmeier, Prof. Dr., Psychiatrische Klinik/Städt. Krankenanstalten Essen

H. Heimann, Prof. Dr., Psychiatrische Universitätsklinik Tübingen

K. Heinrich, Prof. Dr., Psychiatrische Universitätsklinik Düsseldorf

H. Helmchen, Prof. Dr., Psychiatrische Klinik und Poliklinik der FU Berlin

H. Hippius, Prof. Dr., Psychiatrische Universitätsklinik München

W. Pöldinger, Prof. Dr., Psychiatrische Universitätsklinik Basel

P. Schmidlin, Dr., CIBA-GEIGY Basel

W. Schmitt, Prof. Dr., Sozialpsychiatrische Klinik Sonnenberg, Saarbrücken

P. Weis, Dr., CIBA-GEIGY Basel

AMDP-System-Vorsitzende

H. Heimann (Tübingen)	1970–1972
P. Berner (Wien)	1972–1974
H. Helmchen (Berlin)	1974–1978
U. Baumann (Kiel)	1979–1983
B. Woggon (Zürich)	1984–1989
R.-D. Stieglitz (Freiburg)	1990–1998
W. Trabert (Emden)	1998–2018

AMDP e. V.-Vorsitzende

E. Fähndrich (Berlin)	1989–1992
H.-J. Möller (München)	1992–2000
W. Maier (Bonn)	2000–2003
H.-J. Freyberger (Greifswald/Stralsund)	2003–2006
R.-D. Stieglitz (Basel)	2006–2012
M. Rösler (Homburg)	seit 2012

AMDP-Revisionsgruppe (11. Auflage)

Koordination: Rolf-Dieter Stieglitz (Basel)

Matthias Albers (Köln)
Ronald Bottlender (Warstein)
Andreas Broocks (Schwerin)
Thomas Dietzfelbinger (München)

Sascha Eugster (Berlin)
Erdmann Fähndrich (Berlin)
Claudia Haslacher-Steck (Konstanz)
Achim Haug (Zürich)
Markus Jäger (Kempten)
Bernhard Kis (Hattingen)
Silke Kleinschmidt (Westerstede)
Roman Knorr (Konstanz)
Hans-Jürgen Luderer (Heilbronn)
Berend Malchow (Göttingen)
Patrizia Perkmann (Berlin)
Friedel Reischies (Berlin)
Wolfgang Retz (Homburg/Saar)
Michael Rösler (Homburg/Saar)
Rainer T. Schaub (Weinsberg)
Carsten Spitzer (Rostock)
Rolf-Dieter Stieglitz (Basel)
Andreas Thiel (Rotenburg/Wümme)
Johannes Thome (Rostock)
Wolfgang Trabert (Emden)

Schlussredaktion:

Achim Haug (Zürich)
Michael Rösler (Homburg/Saar)
Rolf-Dieter Stieglitz (Basel)

1 Allgemeine Einführung

1.1 Allgemeine Struktur des AMDP-Systems

Das AMDP-System umfasst die Dokumentationsbögen zum Psychischen und Somatischen Befund sowie zur Anamnese. Eine Ergänzung des AMDP-Systems um andere Merkmale im Sinne eines „Modul-Systems" steht auch zur Verfügung (Freyberger & Möller, 2003). Dadurch ist es möglich, zusätzliche Symptombereiche (z. B. dissoziative Symptome, Angstsymptome) zu erfassen bzw. einzelne, schon im AMDP-System vorhandene Bereiche, noch differenzierter abzubilden (z. B. depressive Symptomatik, Zwangssymptomatik, Negativsymptomatik).

Die Kernbereiche des AMDP-Systems stellen der *Psychische Befund* und der *Somatische Befund* dar, die aus Gründen der praktischen Handhabbarkeit zusammen mit der Anamnese auf einem vierseitigen Dokumentationsbogen zusammengefasst sind, jedoch auch unabhängig voneinander verwendet werden können. Meist wird der Psychische Befund eingesetzt. Für die Einbeziehung auch des Somatischen Befundes sprechen folgende Gründe:

- Zur Berechnung der sog. *AMDP-Syndrome* (Gebhardt et al., 1983; vgl. Anhang C) sind auch einige somatische Symptome notwendig (z. B. beim vegetativen Syndrom, depressiven Syndrom).
- Im Somatischen Befund sind einige auch für die *klassifikatorische Diagnostik nach ICD-10/-11* relevante Symptome enthalten (z. B. depressive Episode, somatisches Syndrom, einige Angststörungen).
- Der Somatische Befund wird in vielen psychopharmakologischen Studien als sog. *Nebenwirkungsskala* eingesetzt und kann auch im Einzelfall diese Funktion übernehmen.

Die 11. Revision des Manuals hat sich sowohl auf den Psychischen als auch Somatischen Befund konzentriert. Der nur leicht überarbeitete Anamnesebogen soll den Systemcharakter von

AMDP weiterhin unterstreichen (siehe auch Baumann & Stieglitz, 1983).

Im Kopfteil des Psychischen und Somatischen Befundes können unter „*Angaben zur Person*" folgende Kodierungen gemacht werden:

- Patient
- Untersucher
- Untersuchungsdatum (TT,MM,JJJJ)
- Alter (in Jahren)
- Geburtsdatum (TT,MM,JJJJ)
- Geschlecht (m: männlich, w: weiblich, d: divers)
- Beurteilungszeitraum (in Tagen)
- Diagnose(n)

Das AMDP-System ist von Anfang an in viele Sprachen übersetzt worden (siehe auch Bobon et al., 1983). Im Anhang befinden sich die englischen und französischen Merkmalsbezeichnungen (vgl. Seiten 207–215). Sie können u.a. dazu dienen, bei fremdsprachigen Publikationen einheitlich die entsprechenden Begriffe zu verwenden. Im Literaturverzeichnis finden sich auch Hinweise auf die *fremdsprachigen Manuale.*

1.2 Darstellung der Einzelmerkmale im Manual

Zur Vereinheitlichung werden alle Symptome nach der folgenden Struktur aufgeführt (ausführlich vgl. Kapitel 2):

- Definition,
- Erläuterungen und Beispiele,
- Hinweise zur Graduierung,
- abzugrenzende Merkmale.

1.3 Anwendungsvoraussetzungen

1.3.1 Allgemeine Voraussetzungen

Vertrautheit mit dem AMDP-System ist eine Voraussetzung für die angemessene Anwendung und für die Zuverlässigkeit der dokumentierten Daten. Es wird deshalb empfohlen, vor einer selbstständigen Arbeit mit dem AMDP-System das Manual ausführlich durchzuarbeiten und Trainings mit AMDP-erfahrenen Kollegen durchzuführen. Zudem werden von zertifizierten AMDP-Trainern und -Trainerinnen Seminare angeboten (vgl. Kapitel 1.3.2). Das Praxisbuch AMDP (Stieglitz et al., 2023) liefert weitere Hinweise zur Durchführung und zu Anwendungsmöglichkeiten des AMDP-Systems.

Vor einer Routineanwendung des AMDP-Systems sollten mehrere, durch Erfahrene supervidierte Interviews mit anschließender Befunddokumentation des Psychischen (ggf. auch Somatischen) Befundes durchgeführt werden. Dabei ist darauf zu achten, dass das Gespräch mit dem Patienten den Merkmalsbestand der jeweils verwendeten AMDP-Belege abdeckt. Sehr bewährt hat sich bei der Befunderhebung der „Leitfaden zur Erfassung des psychopathologischen Befundes. Halbstrukturiertes Interview anhand des AMDP-Systems“ (Fähndrich & Stieglitz, 2023). Dieser bietet Hilfestellung, vor allem bei der Exploration des Psychischen Befundes, und ist insbesondere Anfängern zu empfehlen.

Die *Trainings* können mithilfe von Videoaufzeichnungen oder als Live-Interviews durchgeführt werden. Beide Vorgehensweisen haben Vor- und Nachteile. Für das Üben der Interviewtechnik und insbesondere für die Beurteilung affektiver Symptome haben Live-Interviews Vorteile, da sie oft lebendiger wirken und die Möglichkeit für alle Teilnehmer besteht, ergänzende Fragen zu stellen. Geht es mehr um das Einüben einer einheitlicheren Beurteilung, sind Videoaufzeichnungen nützlich, die man wiederholt oder auch in Gruppen bearbeiten kann. Durch die AMDP-Trainings lässt sich die Interrater-Reliabilität, d.h. die Übereinstimmung zwischen Untersuchern, deutlich verbessern. Dies ist für die Anwendung sowohl in der Forschung als auch Praxis von großer Relevanz (siehe z.B. Baumann & Stieglitz, 1983).

Der *Zeitaufwand* für die Befunderhebung nach AMDP entspricht dem einer üblichen, mit Sorgfalt durchgeführten psychiatrischen Exploration, also mindestens 30 Minuten, beim Erstinterview meist 45 bis 60 Minuten. Dagegen dauert die Dokumentation auf den Dokumentationsbögen bei guter Kenntnis des Manuals nur wenige Minuten.

Es empfiehlt sich, nicht nur für den AMDP-Anfänger, das Manual bei der Dokumentation immer wieder zu benutzen. Gerade psychopathologisch erfahrene Kollegen haben oft Mühe, die präzisen *Symptomdefinitionen* zu verwenden. Nur bei genauer Beachtung der im Manual festgehaltenen Merkmalsdefinitionen lässt sich eine gute Interrater-Reliabilität erreichen. Aber auch die *Vorbemerkungen zu den Merkmalsbereichen* sind unbedingt zu beachten, was besonders für die Bewusstseinsstörungen und den Wahn gilt.

1.3.2 AMDP-Trainingsseminare

Zum Erlernen des Systems hat sich der Besuch mindestens eines von AMDP angebotenen Trainingsseminars durch ausgebildete AMDP-Trainer bewährt. Diese Seminare werden kontinuierlich vor allem im deutschsprachigen Raum angeboten.

Vor der Teilnahme an einem Seminar empfiehlt es sich, sich mit dem Manual vertraut zu machen. Der zeitliche Umfang und die Inhalte der Seminare richten sich nach den Vorkenntnissen der Teilnehmer. Alle Seminare legen den Fokus auf die praktische Anwendung des Systems. Anhand von videodokumentierten Patienten oder Live-Interviews mit Patienten wird die Befunderhebung demonstriert. Nach der Dokumentation der Befunde durch die Teilnehmer werden die Symptome ausführlich diskutiert. Theorieblöcke in den Seminaren beschäftigen sich vor allem mit der Einführung in das System sowie der Gesprächsführung. Einführungsseminare für bisher wenig mit dem System vertraute Teilnehmer umfassen 1 bis 1,5 Tage. „Auffrischungsseminare“ können nach Rücksprache mit den Trainern hinsichtlich Dauer und Inhalten konzipiert werden. Aktuelle Informationen über Trainingsseminare finden sich auf der Homepage unter www.amdp.de.

1.4 Abbildungsgrundlage

1.4.1 Allgemein

Für die Beurteilung des jeweiligen Merkmals sind alle zur Verfügung stehenden *objektiven* (bei der Untersuchung, im Gespräch und aus der Verhaltensbeobachtung durch Arzt, Pflegepersonal, Angehörige u.a. gewonnenen) und *subjektiven* (vom Patienten selbst berichteten) Informationen heranzuziehen. Die Bewertung der Symptome soll deskriptiv erfolgen, die vermuteten Ursachen (z.B. Stress bei der Arbeit) oder schon bekannte bzw. vermutete Diagnosen sollen dabei keine Rolle spielen. Aus einer (Verdachts-)Diagnose dürfen keine automatischen Rückschlüsse auf das Vorhandensein oder Nicht-Vorhandensein von Symptomen gezogen werden.

Ein Problem beim Beurteilungsprozess stellt die Frage des Einflusses der Medikation auf die Bewertung der psychopathologischen Symptome dar. Da das AMDP-System eine *deskriptive Beschreibung der Symptomatik* anstrebt, sollte damit auch der vermutete Einfluss nicht in die Bewertung eingehen. Erst bei der späteren Interpretation der erfassten AMDP-Symptome gilt es, dies ggf. zu berücksichtigen.

1.4.2 Beurteilungsgrundlagen

Das AMDP-System gehört zur Gruppe der *Fremdbeurteilungsverfahren*, d.h., die Beurteilung der Symptome erfolgt immer durch den Untersucher. Datenquellen für die Beurteilung von Erleben und Verhalten sind jedoch einerseits Aussagen der Patienten selbst, andererseits Beobachtungen durch den Untersucher oder andere Personen (z.B. Angehörige, Pflegepersonal). Da dies in der praktischen Arbeit mit dem System von großer Bedeutung ist, wurde(n) für jedes Symptom die Datenquelle(n) festgelegt.

Die *Bezeichnung S* (= Selbst) kennzeichnet die Datenquelle Patient und bedeutet, dass der Patient zum zu beurteilenden Phänomen selbst etwas sagen muss. Die *Bezeichnung F* (= Fremd) kennzeichnet die anderen Datenquellen (z.B. Interviewer/Untersucher, Pflegepersonal, Angehörige und andere) und bedeutet damit, dass allein die Beobachtung durch andere relevant ist.

Zusätzlich gibt es die Einstufung *SF*, die besagt, dass beide Datenquellen (der Bericht des Patienten *und/oder* die Beobachtung des Untersuchers bzw. anderer Personen) zur Einschätzung des Symptoms relevant sind. Die Information aus einer Datenquelle reicht aus, um zu einer positiven Einschätzung des jeweiligen Merkmals zu gelangen.

S (= Selbst)

Selbstaussage, -bericht, -schilderung eines Patienten zu einem bestimmten Phänomen ist notwendig, sei es, dass der Patient darüber spontan berichtet oder vom Interviewer dazu befragt werden muss.

F (= Fremd)

Fremdbeobachtung des Phänomens durch den Interviewer (oder andere Personen) ist notwendig, je nach Symptom bezieht sich dies auf die sprachlichen Äußerungen oder das Verhalten des Patienten.

Beispiele für S- oder F-Einstufungen

- Symptom 15 „gehemmt" (S): Der Patient muss über die Beeinträchtigung seines Denkablaufs berichten.
- Symptom 62 „Störung der Vitalgefühle" (S): Der Patient muss über das von ihm erlebte Gefühl der körperlichen Trägheit, Schlappheit berichten.
- Symptom 22 „ideenflüchtig" (F): Das Auftreten vermehrter Einfälle wird dem Untersucher aus den sprachlichen Äußerungen des Patienten deutlich, unabhängig davon, worüber der Patient berichtet.
- Symptom 26 „Neologismen" (F): Wortneubildungen oder semantisch ungewöhnlicher Gebrauch von Worten, was dem Untersucher beides im Gespräch auffällt.

Beispiele für SF-Einstufungen

- Symptom 24 „gesperrt/Gedankenabreißen" (SF): Der Patient berichtet darüber, wiederholt bemerkt zu haben, dass seine Gedanken plötzlich abreißen (S-Anteil) bzw. der Untersucher beobachtet auch im Gespräch die Sperrung des Gedankenganges (F-Anteil).
- Symptom 80 „antriebsarm" (SF): Der Patient berichtet über weniger Schwung, Elan (S-Anteil) oder der Interviewer beobachtet dies in der Interviewsituation bzw. erhält zuverlässige Informationen dazu z. B. vom Pflegepersonal (F-Anteil).

Diese Kategorisierungen nach den *Datenquellen* der Symptome wurden nicht nur in das *Manual* aufgenommen, sondern zusätzlich auf dem *Dokumentationsbogen* jeweils neben dem Symptom aufgeführt, um sich schnell orientieren zu können. Es soll noch einmal auf folgenden Punkt explizit hingewiesen werden: Die S-, F- bzw. SF-Kennzeichnungen beziehen sich lediglich auf die Datenquellen. Da es sich beim AMDP-System jedoch um ein Fremdbeurteilungsverfahren handelt, liegt letztlich die Bewertung und Gewichtung der zur Verfügung stehenden Informationen immer beim Untersucher (Rater). So wäre z. B. bei reinen S-Items die Plausibilität der Berichte des Patienten in das Rating einzubeziehen. Die alleinige Ja-Antwort, z. B. auf die Frage nach Stimmenhören, reicht nicht aus, sondern der Patient soll sein Erleben zusätzlich durch plausible Beispiele und differenzierte Beschreibungen erläutern. Informationen dazu, wie Informationen genau zu erheben sind, finden sich im Interviewleitfaden (Fähndrich & Stieglitz, 2023).

1.4.3 Beurteilungszeitraum

Der Psychische und der Somatische Befund stellen den Querschnittsbefund einer bestimmten, vorher festgelegten Beurteilungsperiode dar. Die Dauer dieser Periode muss jeweils im Kopfteil des Bogens bei „Beurteilungszeitraum" in Tagen festgehalten werden.

Die *gewählte Dauer* ist weitgehend von der Zielsetzung der Befunderhebung abhängig. Der Beurteilungszeitraum kann auch beim selben Patienten zu verschiedenen Zeitpunkten der Behandlung unterschiedlich sein, z. B. bei der Dokumentation des Aufnahmebefundes und der Einbeziehung anamnestischer Angaben die letzten 2 Wochen, bei Dokumentation eines Befundes im Verlauf einer Behandlung nur der Zeitraum bis zur vorangegangenen Untersuchung. Für Dokumentationen ohne spezifische Zielsetzungen wird empfohlen, den Beurteilungszeitraum auf die letzten 3 bis 4 Tage zu beschränken, um den aktuellen Status zu erfassen. Will man einen Vergleich mit anderen Ratingskalen (Selbst- und Fremdbeurteilungsverfahren), so bietet sich ein Beurteilungszeitraum von 7 Tagen an, da dieser den meisten anderen Skalen zugrunde liegt (z. B. Symptom-Check-Liste SCL-90-R). Hat man zu Beginn einer Untersuchung bereits eine Hypothese im Hinblick auf eine bestimmte Diagnose, so sind die entsprechenden Zeitkriterien des jeweiligen Klassifikationssystems zu verwenden (z. B. nach ICD-10/-11 Depressive Episode 14 Tage; Manische Episode 7 Tage; Schizophrenie 4 Wochen).

Bezüglich der sog. *F-Symptome* gibt es einige *Besonderheiten* zu beachten, da deren Bewertung, bezogen auf den definierten Beurteilungszeitraum, oft schwierig ist. Liegen keine Informationen für den Beurteilungszeitraum vor, kann die Bewertung dieser Symptome nur aufgrund des Gesprächs erfolgen. Dies gilt z. B. für das Symptom „affektarm". Kennt der Untersucher den Patienten nicht und liegen keine Informationen Dritter vor, kann nur das aktuelle Gespräch als Grundlage der Bewertung dienen. Gleiches gilt auch für den F-Anteil von SF-Symptomen.

1.4.4 Dokumentation

Bei Verwendung des *Dokumentationsbogens* ist systematisch zu jedem Merkmal Stellung zu nehmen. Dies soll durch eine Kodierung bei jedem Merkmal belegt werden. Besteht ausreichende Sicherheit, dass im ganzen Merkmalsbereich zu jedem Merkmal die Kodierung „nicht vorhanden" zutreffend ist, kann die neben der Bezeichnung des Merkmalsbereichs aufgeführte Markierung „nicht vorhanden" genutzt werden. Es wird empfohlen, mit dieser Globalmarkierung eines Merkmalsbereichs vorsichtig umzugehen, da die Gefahr besteht, eine vorhandene Symptomatik zu übersehen. Die Verwendung besonders des Psychischen Befundes bietet sich als Strukturierungshilfe bei der Dokumentation der erhobenen Befunde und in der Untersuchungssituation als eine Art Leitfaden an.

1.5 Die formale Logik der Entscheidung

Der formale Prozess der Entscheidung kann mit dem sog. *Entscheidungsbaum* dargestellt werden (siehe Abbildung 1). Dieser enthält vier Entscheidungsebenen.

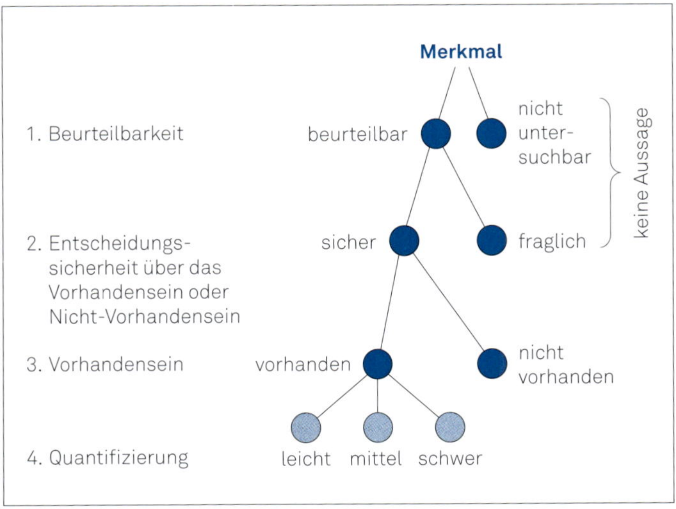

Abbildung 1: AMDP-Entscheidungsbaum

> **Wichtig**
>
> Der Entscheidungsbaum muss bei jedem Merkmal „durchlaufen" werden, d.h., vor jeder Markierung auf dem Dokumentationsbogen muss geprüft werden, auf welcher Ebene man sich befindet.

1.5.1 Entscheidungsebene 1: Beurteilbarkeit bzw. Untersuchbarkeit

Fehlende Beurteilbarkeit liegt vor, wenn der Patient sich trotz gezielten Bemühens bezüglich eines bestimmten S- oder SF-Merkmals (vgl. Kapitel 1.4.2) nicht untersuchen lässt. Es wird dann „keine Aussage" kodiert. Diese Markierungen können auch dazu genutzt werden, ggf. die Symptome zu einem späteren Zeitpunkt erneut zu explorieren.

Beispiel

Ein mutistischer Patient kann hinsichtlich des Vorliegens von Orientierungsstörungen, Aufmerksamkeits- und Gedächtnisstörungen, formalen Denkstörungen und einer Reihe anderer psychopathologischer Symptome nicht beurteilt werden. Ein anderer Patient verweigert sogar die Mitarbeit.

1.5.2 Entscheidungsebene 2: Entscheidungssicherheit über Vorhandensein oder Nicht-Vorhandensein

Die Aussage über das Vorhandensein oder Nicht-Vorhandensein eines Merkmals kann sicher oder fraglich sein. Letzteres ist ebenfalls als „keine Aussage" zu dokumentieren, wenn z. B. dem Untersucher keine hinreichenden Informationen für eine sichere Einschätzung vorliegen.

Beispiel

Mangelnde Kooperation eines Patienten kann die Entscheidung darüber unsicher machen, ob er z. B. halluziniert oder nicht. Die Verhaltensbeobachtung kann den Verdacht auf das Vorliegen von Halluzinationen nahelegen (z. B. der Patient schaut im Verlauf des Gesprächs mehrfach an die Decke), während der Patient sie negiert. In diesem Fall ist „keine Aussage" zu markieren.

Die Rubrik „keine Aussage" sollte nicht die persönliche Unsicherheit des Untersuchers widerspiegeln, sondern muss sich auf die nicht sichere Feststellbarkeit eines psychopathologischen oder somatischen Symptoms am Patienten beziehen.

Fehlende, fragliche oder unsichere Untersuchbarkeit und Beurteilbarkeit werden alle als „keine Aussage“ markiert. „Keine Aussage“ ist aber auch dann zu markieren, wenn versäumt wurde, ein bestimmtes Symptom zu explorieren. Eine Markierung in dieser Rubrik bedeutet für den Untersucher in der Regel, das Phänomen zu einem späteren Zeitpunkt erneut zu explorieren.

1.5.3 Entscheidungsebene 3: Vorhandensein

Die Entscheidung über Vorhandensein oder Fehlen eines psychopathologischen oder somatischen Merkmals ist bei regelmäßigen Explorations- und Dokumentationsübungen oft mit hoher Übereinstimmung zu treffen. Schwierigkeiten der Objektivierung ergeben sich am ehesten bei Merkmalen mit fließendem Übergang vom Gesunden zur psychopathologischen Auffälligkeit (sog. *Schwellenproblem*, vgl. Abbildung 2), z.B. in der Beurteilung affektiver Merkmale.

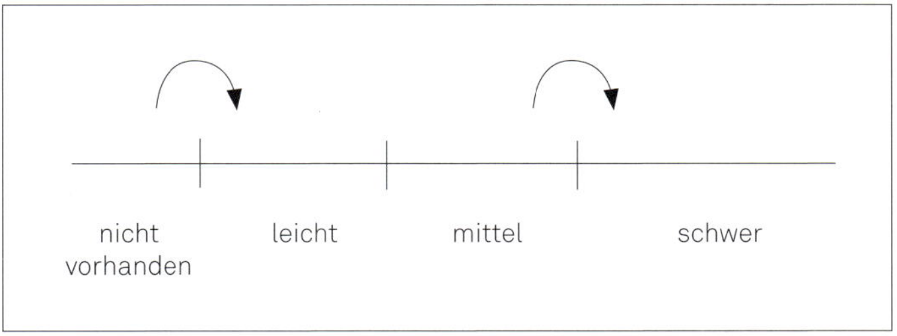

Abbildung 2: Schwellenprobleme im AMDP-System

Besonders wichtig ist die *Schwelle* zu „leicht“, da ab dann ein Symptom als vorhanden gewertet wird. Dies ist insofern bedeutsam, da in Klassifikationssystemen wie ICD-10/-11 und DSM-5 das Vorhandensein eines Symptoms bereits als erfülltes Kriterium gewertet wird; der Schweregrad ist dort nicht relevant!

Probleme können bei Begriffen entstehen, die auch in der Umgangssprache verwendet werden. Der Begriff „ambivalent“ meint umgangssprachlich etwas anderes (zwiespältig, unentschieden) als in der deskriptiven Psychopathologie. Daher empfiehlt es sich, nicht nur die Definitionen, sondern immer auch die Erläuterungen und Beispiele jeweils genau durchzulesen.

Bei der Beurteilung des Vorhandenseins (oder Nicht-Vorhandenseins) eines Merkmals ist von Bedeutung, auf welche Norm der Untersucher die vermutete Abweichung bezieht. So können die allgemeine kulturelle Norm (z. B. bei den Symptomen 16 „verlangsamt" oder 88 „logorrhoisch"), die spezielle Norm der soziokulturellen Gruppe des Patienten, aber auch die individuelle (ipsative) Norm des Patienten für die Beurteilung Bedeutung haben (z. B. bei 10 „Konzentrationsstörungen" oder 12 „Gedächtnisstörungen").

In Befundberichten findet man manchmal Aussagen wie „kein Anhalt für ...". Diese Aussagen sollten nur dann verwendet werden, wenn der Untersucher ein Phänomen tatsächlich geprüft hat, dieses aber nicht vorhanden ist; sie sollten jedoch nicht im Sinne von „gar nicht untersucht" verwendet werden.

1.5.4 Entscheidungsebene 4: Quantifizierung

Im Falle des Vorhandenseins eines Merkmals ist die Ausprägung des betreffenden Merkmals als leicht, mittel oder schwer zu beurteilen.

Folgende *Unterscheidungen* sind für die Graduierung relevant:
- Leidensdruck
- Beeinträchtigungen
  - *subjektiv*, d. h. Patient berichtet darüber oder
  - *objektiv*, d. h. wird vom Untersucher (oder anderen Personen) beobachtet.

Leidensdruck (oder subjektives Leid) bedeutet die negative Empfindungsqualität in Bezug auf ein Symptom, d. h. die subjektive Belastung, die jemand unter einem bestimmten Symptom erlebt.

Beeinträchtigungen umfassen verschiedene Aspekte von Folgen der Symptomatik aus Sicht des Patienten oder von Dritten (inkl. des Untersuchers). Im *Alltag* können sich Beeinträchtigungen auf alle Bereiche des Lebens beziehen wie Aktivitäten des täglichen Lebens, d.h. familiäre, häusliche oder berufliche Verpflichtungen und Aufgaben, soziale Aktivitäten oder persönliche Beziehungen, aber auch allgemein auf den Leistungsbereich. Je mehr Bereiche betroffen sind, desto stärker ist in der Regel die Beeinträchtigung zu bewerten. Aber wenn durch ein Symptom (z.B. Phobie) auch nur in einem Bereich eine schwere Beeinträchtigung besteht, ist der Schweregrad des Symptoms mit „schwer" zu bewerten. Beeinträchtigungen können sich aber auch in der *Untersuchungssituation* in der Interaktion und Kommunikation mit dem Untersucher zeigen.

Generell gilt

Trifft die Definition des Merkmals zu, ist zumindest „leicht" zu markieren.

Zusätzlich gelten nachfolgende *Festlegungen für die Graduierungen:*

- *Für S- und SF-Symptome:*
  - „leicht": *[Symptom]* darf nur zu geringem Leidensdruck oder geringen Beeinträchtigungen führen.
  - „schwer": *[Symptom]* führt zu erheblichem Leidensdruck oder erheblichen Beeinträchtigungen.

Wichtig

Das „oder" ist hier nicht im ausschließenden Sinn (entweder oder) zu verstehen, sondern im Sinne des logischen „oder": Das eine ist erfüllt, oder das andere, oder beides.

- *Für F-Symptome:*
  - „leicht": *[Symptom]* führt zu geringen Beeinträchtigungen.
  - „schwer": *[Symptom]* führt zu erheblichen Beeinträchtigungen.

Für die Beurteilung der Schweregrade spielen somit der *Leidensdruck* und die *Handlungsrelevanz* der Symptome und deren

Auswirkungen auf das Leben des Patienten eine wichtige Rolle. Von diesen Festlegungen wurde nur in Einzelfällen abgewichen, wenn es möglich war, eine genaue Quantifizierung vorzunehmen (z.B. Merkmal 5 „Zeitliche Orientierungsstörungen", Merkmal 11 „Merkfähigkeitsstörungen"). Bei der Graduierung „schwer" ist zu beachten, dass diese nicht nur für die denkbar schwerste Ausprägung vorgesehen ist. „Schwer" ist eine nach oben hin offene Kategorie. So könnte z.B. ein Patient als schwer deprimiert eingestuft werden, im Verlauf könnte sich die Depressivität bessern, das Merkmal bei der erneuten Untersuchung aber immer noch als „schwer" markiert werden. Auf die Operationalisierung der Kategorie „mittel" wurde verzichtet, da dies zu artifiziell wäre und den klinischen Entscheidungsspielraum zu sehr einengen würde. Sie sollte dann gewählt werden, wenn ein Symptom mehr als „leicht" ausgeprägt ist, aber noch nicht den Kriterien von „schwer" genügt. Entsprechend der Entscheidung ist eine Markierung auf dem Dokumentationsbogen zu machen (vgl. Abbildung 3).

Befund						
Symptom	Datenquellen	nicht vorhanden	leicht	mittel ausgeprägt	schwer	keine Aussage
Bewusstseinsstörungen		☐				☐
1. Bewusstseinsverminderung	F	☐	☐	☐	☒	☐
2. Bewusstseinstrübung	F	☐	☒	☐	☐	☐
3. Bewusstseinseinengung	SF	☐	☐	☒	☐	☐
4. Bewusstseinsverschiebung	S	☒	☐	☐	☐	☐

Abbildung 3: Auszug aus dem Dokumentationsbogen

1.6 Datenverarbeitung

Bei der Entwicklung des AMP-/AMDP-Systems haben Überlegungen zur elektronischen Datenaufbereitung und -auswertung von Beginn an eine zentrale Rolle gespielt (vgl. Stassen, Bente, Feder, Freudenthal & Strauss, 1983).

Bereits in der 1. Auflage (1971) sind die Bögen als Markierungsleser- oder Loch-Belege konzipiert worden. In der 3. Auflage des AMDP-Systems (1979) finden sich dann erstmalig Ausführungen im Kapitel „Angaben zur Datenverarbeitung". Es wurden bereits damals spezielle Programmsysteme an verschiedenen Psychiatrischen Universitätskliniken (insbesondere Berlin, München, Zürich) für unterschiedliche Rechenanlagen (zumeist Großrechenanlagen) entwickelt. Diese umfassten vorwiegend Prozeduren zum Einlesen und Kontrollieren der Daten sowie statistische Auswertungsprogramme auf Symptom- und/oder Syndromebene, insbesondere im Hinblick auf die Anwendung im Rahmen von Therapiestudien. Das erste PC-bezogene Auswertungsprogramm für die AMDP-Syndrome von Gebhardt et al. wurde von Hengesch et al. (1989) publiziert. Heute ist AMDP bereits Teil der elektronischen Krankengeschichten vieler Kliniken sowie verschiedener kommerziell vertriebener Dokumentationssysteme.

Die Entwicklungen in den letzten Jahrzehnten auf dem Sektor der elektronischen Datenverarbeitung haben große Vereinfachungen und Verbesserungen auch in Bezug auf AMDP mit sich gebracht. Dies betrifft sowohl den Bereich der Hard- als auch der Software. Die Entwicklung leistungsfähiger PC's, auch für größere Datenbestände, hebt eine Beschränkung auf Großrechenanlagen auf. Zudem hat die Entwicklung resp. Weiterentwicklung von Statistikprogrammen (insbesondere SPSS®, SAS®, BMDP®, R®) die Eigenentwicklung von Auswertungsprogrammen fast überflüssig gemacht. Für den Anwender von AMDP entsteht dadurch die Möglichkeit, auf die individuellen Bedürfnisse zugeschnittene Eingabeprogramme zu konzipieren. Hilfreich können dabei Datenbank- bzw. Tabellenkalkulations-Systeme (z. B. ACCESS®, EXCEL®) oder spezifische Eingabeprozeduren in gängigen Programmsystemen sein (z. B. Data Entry in SPSS®). Die Auswertung erfolgt dann mittels des jeweiligen verfügbaren Programmsystems.

1.7 AMDP-Anamnese

Der AMDP-Anamnese-Beleg enthält 12 Merkmale (vgl. auch den Bogen im Anhang A dieses Manuals, S. 203). Die allgemeine Markierung „keine Aussage“ soll auch hier gewählt werden, wenn der Patient hinsichtlich des betreffenden Merkmals nicht untersucht wurde oder bei einer Untersuchung keine ausreichend sicheren Informationen gewonnen werden konnten:

1. *Geschlecht (männlich, weiblich, divers).*
2. *Geburtsdatum.* Geburtsdatum im Format TTMMJJJJ (Tag, Monat und Jahr).
3. *Wohnsituation.* Unterschieden werden selbstständiges Wohnen (alleine, in Partnerschaft oder eigener Familie), Wohnen mit Eltern, Großeltern und anderen Angehörigen, betreutes Wohnen in einer Wohngemeinschaft oder in eigener Wohnung oder Heim- und Klinikaufenthalte. Personen ohne eigene Wohnung und solche, die in Notunterkünften leben, werden in einer Kategorie zusammengefasst. In die Kategorie „Sonstige“ fällt z.B. ein Aufenthalt im Gefängnis.
4. *Zusammenleben.* Zu den allein Lebenden gehören ledige, verwitwete und geschiedene Personen. Bei denjenigen, die mit Partnern leben, sind Ehepartner und Lebensgefährten gemeint. Ein spezieller Fall sind Ledige, getrennt Lebende oder Geschiedene, die zusammen mit ihren Kindern leben. In der Restkategorie „Sonstige“ können Personen erfasst werden, die mit Freunden leben oder unter speziellen Bedingungen (z.B. im Kloster). Mehrfachantworten sind möglich.
5. *Schulbildung.* Markiert wird der höchste erreichte Bildungsabschluss. Wenn eine Person ohne Abschluss aus der Hauptschule entlassen wurde, aber keine Förderschule besucht hat, ist Hauptschule ohne Abschluss zu markieren. Bei in Ausbildung befindlichen Personen, die ihren angestrebten Abschluss noch nicht erreicht haben, wird der bis dahin erreichte höchste Abschluss markiert. Beispielsweise wäre bei

einem Schüler, der sich gerade auf das Abitur vorbereitet und die (vorletzte) 12. Klasse erfolgreich beendet hat, „Fachabitur“ zu markieren.

6. *Erwerbstätigkeit.* In die Kategorie Ausbildung/Umschulung fallen alle Schüler, Auszubildenden, Umschüler und Studenten. In der Kategorie Rentner sind auch vorzeitig in Ruhestand gegangene Personen zu markieren. Facharbeiter und angelernte Arbeiter sind in einer Kategorie aufgeführt, gleiches gilt für Beamte und Angestellte sowie für Freiberufler und Selbstständige.
7. *Setting.* Stationäre, teilstationäre oder ambulante Behandlung bzw. Sonstiges (z. B. Begutachtung).
8. *Untersuchungsgrund.* Hier wird unterschieden in Behandlung, Begutachtung, Konsil und sonstige Untersuchung.
9. *Krankheitsverlauf.* Besteht mehr als eine psychische Störung, ist auf den Verlauf der Haupterkrankung abzustellen. Ist der Patient erstmals psychisch erkrankt, ist die Kategorie „Ersterkrankung“ zu wählen. Episodische Krankheitsverläufe sind ebenso als Dauerkrankheiten zu kodieren wie chronische Störungen.
10. *Psychische Störungen in der Familie.* Es interessiert lediglich, ob es in der Familie weitere Personen gibt, die an psychischen Störungen leiden. Zu Letzteren gehören auch Suizidversuche. Ob es sich um Blutsverwandte oder nicht verwandte Personen handelt, mit denen zusammengelebt wurde oder wird, spielt keine Rolle.
11. *Schweregrad der Erkrankung.* Die hier angegebene Schweregradabstufung des psychischen Leidens ist der Skala „Clinical Global Impressions“ (CGI) entnommen. Es gelten deren Beurteilungsregeln. Der Beurteiler soll seinen gesamten Erfahrungsschatz über die vorliegende Erkrankung zur Bewertung nutzen.
12. *Diagnosen.* Hier werden Diagnosen (sowohl psychiatrische als auch somatische) nach den aktuell gültigen Klassifikationssystemen kodiert. Es wird zwischen psychiatrischen und somatischen Diagnosen unterschieden.

2 Psychischer Befund

2.1 Vorbemerkungen

Im nachfolgenden Glossar finden sich die Merkmale des Psychischen und Somatischen Befundes. Alle Merkmale werden nach einer einheitlichen Struktur dargestellt:

- Begriff (inkl. S-, F- oder SF-Einstufung),
- Definition,
- Erläuterungen und Beispiele,
- Hinweise zur Graduierung,
- Abzugrenzende Merkmale.

Begriff: Bezeichnung des Symptoms entsprechend der AMDP-Nomenklatur und Klassifizierung nach S, F oder SF (vgl. auch Kapitel 1.4.2).

Definition: enthält eine Kurzbeschreibung des Merkmals.

Erläuterungen und Beispiele: Erläuterungen sollen vor allem bei komplexen Symptomen die knappe Definition präzisieren helfen. Ebenfalls aufgeführt sind hier ggf. synonym verwendete Begriffe oder auch Abgrenzungsfestlegungen zu anderen Symptomen. Beispiele sollen der Veranschaulichung der Symptome dienen. Die meisten psychopathologischen Symptome sind unspezifisch, d. h. sie können bei unterschiedlichen Störungsbildern auftreten. Eine kleinere Gruppe von Symptomen jedoch ist eher spezifisch, d. h. sie treten nur bei wenigen Störungen auf.

Hinweise zur Graduierung: Diese sollen helfen, die Schweregradbeurteilung zu erleichtern und damit auch die Übereinstimmung zwischen Untersuchern zu erhöhen. Da das AMDP-System weiterhin primär ein klinisches Beurteilungsverfahren ist, wurden, um den Beurteilungsprozess nicht zu stark zu reglementieren, nur für die Skalenstufen „leicht“ und „schwer“ Operationalisierungsvorschläge gemacht, d. h., es wird somit eine klinische Flexibilität gewährleistet (ausführlich vgl. Kapitel 1.5.4.).

Abzugrenzende Merkmale: Hier finden sich Hinweise auf andere Merkmale, die mit dem zu beurteilenden Merkmal leicht verwechselt werden können. Der Untersucher muss sich also für ein Merkmal entscheiden, wenn es um *ein* bestimmtes zu beurteilendes Phänomen geht. Bezogen auf unterschiedliche Phasen des Gesprächs, unter Berücksichtigung des Beurteilungszeitraums bzw. unter Einbeziehung von Informationen Dritter (z. B. Pflegepersonal), ist es jedoch möglich, dass mehrere, auch abzugrenzende Merkmale als „vorhanden" bewertet werden können. Die „Abgrenzung" gilt also nur für das im aktuellen Moment beschriebene Phänomen.

Beispiele

- Beim Symptom 9 „Auffassungsstörungen" finden sich als abzugrenzende Begriffe 12 „Konzentrationsstörungen" und 23 „Vorbeireden". Ein Patient kann z. B. bei der Interpretation von Sprichworten Probleme aufweisen, im Verlauf des Gesprächs aber auch Schwierigkeiten zeigen, sich auf das Gespräch zu konzentrieren. An einer anderen Stelle antwortet er auf eine Frage etwas ganz anderes, kann jedoch auf Nachfragen die Frage richtig wiederholen, damit hat er also vorbeigeredet. In diesem Fall wären alle drei Merkmale als vorhanden zu markieren.
- Ein anderer Patient berichtet über Angstgefühle. Hier gilt es zu prüfen, ob es sich um Merkmal 65 „ängstlich", Merkmal 29 „Phobien" oder Merkmal ZP1 „Panikanfälle" handelt bzw. deren Kombination (z. B. generelle Ängstlichkeit und zusätzlich immer wieder Panikanfälle).
- Eine Patientin gibt an, dass ihr immer wieder bestimmte Gedanken durch den Kopf gehen würden. Hier muss geklärt werden, ob es sich um Merkmal 30 „Zwangsdenken" *oder* Merkmal 20 „grübeln" handelt.

2.2 Bewusstseinsstörungen

Vorbemerkungen

Eine allgemein anerkannte Definition des Bewusstseins steht nicht zur Verfügung, weshalb man es in der klinischen Praxis vielfach vermeidet, Bewusstsein positiv zu definieren. Stattdessen nähert man sich dem Begriff von seiner negativen Seite, d.h. dem psychopathologischen Erfahrungswissen über den Abbau oder Zerfall des Bewusstseins bei psychischen Störungen.

Mit Bewusstseinsstörungen sind im AMDP-System immer *Störungen des gesamten Erlebens und Verhaltens* gemeint. *Teilaspekte* davon sind Störungen der Aktivität, der Klarheit (Eindeutigkeit der eigenen Perzeption und Intention) und Zielgerichtetheit in der Zuwendung zur Umwelt, der Aufmerksamkeit, des Gedächtnisses, des sensoriell-sensiblen Auffassens, der Ansprechbarkeit, der Fixierbarkeit im Gespräch, der Reagibilität auf Umweltreize, der Orientierung, des Denkens, des Wollens, des Handelns und der affektiven Kontrolle. Mit diesen Formulierungen werden Organisationsprinzipien der Bewusstseinsstruktur beschrieben, die den Zusammenhang einzelner psychopathologischer Merkmale kennzeichnen. Sie nehmen im AMDP-System eine Sonderstellung ein. Einzelne Störungen, zum Beispiel der Kognition oder der Affekte, reichen zur Annahme einer Bewusstseinsstörung *nicht* aus.

Zur Erfassung stehen ein *quantitatives Symptom* (Bewusstseinsverminderung) und drei *qualitative Symptome* zur Verfügung (Bewusstseinstrübung, Bewusstseinseinengung, Bewusstseinserweiterung). Quantitativ bedeutet, dass es sich bei der Bewusstseinsverminderung um ein Merkmal handelt, das auf einem Kontinuum angeordnet ist im Sinne von mehr oder weniger stark ausgeprägter Wachheit. Dagegen geht es bei den qualitativen Bewusstseinsstörungen um eine Veränderung der Art des Erlebens.

Einige der hier aufgeführten Begriffe werden in der Medizin unterschiedlich verwendet. Die Terminologie des AMDP-Systems kann hier vom Sprachgebrauch in anderen Bereichen der Medizin (z.B. Chirurgie, Neurologie) abweichen.

1. Bewusstseinsverminderung (F)

Definition

Störung der Wachheit.

Erläuterungen und Beispiele

Es handelt sich um ein quantitatives Merkmal. Der aus der Neurophysiologie stammende Begriff *Vigilanz* wird ähnlich gebraucht. Die Störungen der Wachheit reichen von Benommenheit über Somnolenz und Sopor bis zum Koma.

Beispiele: Bewusstseinsverminderung

Bewusstseinsstörungen sind am Ausmaß der Schläfrigkeit zu erkennen:

- Die Patienten sind in unterschiedlichem Maße schläfrig, verlangsamt und in ihrer kognitiven Leistungsfähigkeit eingeschränkt.
- In schweren Fällen ist der Realitätskontakt ganz aufgehoben.

Hinweise zur Graduierung

„leicht“ Der Patient ist benommen oder schläfrig. Er reagiert aber auf Ansprache.

„schwer“ Der Patient ist nur durch Schmerzreize weckbar oder nicht mehr weckbar.

Abzugrenzende Merkmale

2 Bewusstseinstrübung
3 Bewusstseinseinengung

2. Bewusstseinstrübung (F)

Definition

Qualitative Störung der Bewusstseinsklarheit. Die Fähigkeit ist gestört, verschiedene Aspekte der eigenen Person und der Umwelt zu verstehen, sie sinnvoll miteinander zu verbinden, sich entsprechend mitzuteilen und sinnvoll zu handeln.

Erläuterungen und Beispiele

Die Bewusstseinstrübung führt zu einer Beeinträchtigung des gesamten Erlebens. *Teilsymptome* sind z. B. die Abkehr von der Außenwelt, schlechte Auffassungsgabe, Ablenkbarkeit oder Schwerbesinnlichkeit. Eine Bewusstseinstrübung kann beispielsweise im Rahmen eines Delirs, einer akuten psychotischen Symptomatik oder einer Intoxikation auftreten.

Beispiele: Bewusstseinstrübung

- Ein Patient berichtet einzelne Episoden seiner Lebensgeschichte schemenhaft, kann sie nur mühsam zu einer kohärenten Biografie zusammenbringen.
- Eine Patientin hat Mühe, das Geschehen in ihrer aktuellen Situation zu verstehen und daraus sinnvolle Handlungen abzuleiten.
- Ein Patient ist handlungsunfähig, weil er die Interaktion mit anderen Menschen, seine eigene Rolle dabei und die Gegebenheiten der Umgebung nicht versteht.

Hinweise zur Graduierung

„leicht"	Eine Bewusstseinstrübung führt zu geringen Beeinträchtigungen.
„schwer"	Eine Bewusstseinstrübung führt zu erheblichen Beeinträchtigungen.

Abzugrenzende Merkmale

1 Bewusstseinsverminderung
3 Bewusstseinseinengung

3. Bewusstseinseinengung (SF)

Definition

Einengung des gesamten Erlebens und Verhaltens mit verminderter Ansprechbarkeit auf Außenreize.

Erläuterungen und Beispiele

Für das Verständnis dieses qualitativen Merkmals bietet sich die Metapher vom „Lichtkegel des Bewusstseins“ an. Diese meint einen engen und zugleich wenig beweglichen Lichtkegel, in dem die erlebten Ereignisse klar oder sogar überdeutlich wahrgenommen werden, hingegen am Rand oder außerhalb des Lichtbereichs nicht oder nur unscharf wahrgenommen werden. Der Patient wirkt wie fixiert auf und fasziniert durch bestimmte innere Erlebnisse oder äußere Gegebenheiten („Tunnelblick“, „Scheuklappen“). Das Merkmal wird nicht nur bei psychischen Störungen wie Dämmerzuständen oder akuten Belastungsreaktionen gefunden, sondern auch bei Hypnose oder äußerster Konzentration auf ein bestimmtes Thema, etwa die Lösung einer schwierigen Problemstellung.

Beispiele: Bewusstseinseinengung

- Das gesamte Erleben und Verhalten sind auf ein Thema fokussiert.
- Nach einem Verkehrsunfall erscheint ein Patient wie betäubt, den hinzukommenden Polizeibeamten gelingt es im Gespräch aber rasch, nähere Umstände der Ereignisse zu erfahren.
- Der Patient lauscht seinen Stimmen. Versuche, ihn auf andere Themen zu leiten, beantwortet er nicht, oder er lässt nur eine angedeutete Reaktion erkennen, bevor er sich wieder seinem inneren Erleben zuwendet.

Hinweise zur Graduierung

„leicht“ Die Einengung des Patienten kann leicht durchbrochen werden. Die Kommunikation mit ihm ist höchstens gering beeinträchtigt.

„schwer“ Die Einengung des Patienten kann nur mit Mühe beeinflusst werden. Die Kommunikation mit ihm ist erheblich eingeschränkt.

Abzugrenzende Merkmale

1 Bewusstseinsverminderung
2 Bewusstseinstrübung
18 eingeengt

4. Bewusstseinsverschiebung (S)

Definition

Die Patienten berichten, ihr gesamtes Erleben sei intensiver oder klarer als üblich.

Erläuterungen und Beispiele

Bewusstseinsverschiebung, manchmal auch als *Bewusstseinserweiterung* bezeichnet, lässt sich charakterisieren durch das Gefühl der Erweiterung inneren Erlebens. Die Patienten empfinden sich als insgesamt wacher, lebendiger und offener. Gefühle oder Sinneswahrnehmungen (z.B. Geräusche, Farben) werden als besonders intensiv erlebt. Bewusstseinsverschiebungen können unter Drogen oder im Rahmen einer psychotischen Symptomatik auftreten. Meditative Zustände können ebenfalls zu einer Bewusstseinsverschiebung führen.

Beispiele: Bewusstseinsverschiebung

- Patienten berichten vom subjektiven Gefühl innerer Bereicherung/Erweiterung ihres Erlebens.
- Patienten berichten von der Erfahrung der wacheren Aufnahme von Eindrücken der Umgebung.
- Patienten berichten vom Gefühl einer verbesserten Auffassung.
- Andere Patienten schildern, dass sie sich durch die Reizüberflutung und die Wahrnehmung dieser Reize völlig überfordert fühlen.

Hinweise zur Graduierung

„leicht" Eine Bewusstseinsverschiebung darf nur zu geringem Leidensdruck oder geringen Beeinträchtigungen führen.

„schwer" Eine Bewusstseinsverschiebung führt zu erheblichem Leidensdruck oder erheblichen Beeinträchtigungen.

Abzugrenzende Begriffe

33 Wahnstimmung
53 Derealisation

2.3 Orientierungsstörungen

Vorbemerkungen

Orientierung meint das Bescheidwissen über Zeit, Ort, Situation und Person. Bei falschen Angaben ist Nachfragen notwendig, um dieses Merkmal gegen andere (z.B. Konzentrations- oder Gedächtnisstörungen) abzugrenzen, und der Patient muss Gelegenheit zur Korrektur erhalten.

Wahnhafte Fehlorientierungen (z.B. wahnhafte Situations- und Personenverkennungen) sind hier *nicht* zu markieren, sofern daneben eine reale Orientierung vorhanden ist (so wird keine Orientierungsstörung markiert, wenn sich der Patient als Gott fühlt, jedoch gleichzeitig über seine persönliche Situation Bescheid weiß).

5. Zeitliche Orientierungsstörung (S)

Definition

Datum (Tag, Monat, und Jahr), Wochentag oder Jahreszeit werden nicht oder nur ungenau gewusst.

Erläuterungen und Beispiele

Vor einer endgültigen Beurteilung bei einer nur „leicht“ falschen Antwort soll dem Patienten die Gelegenheit zur Korrektur gegeben werden, d.h., er soll darauf hingewiesen werden, dass seine Antwort falsch ist. Wenn er dann seine Antwort ohne weitere Hilfe berichtigt, wird die erste (falsche) Antwort nicht gewertet. Eine *Zeitgitterstörung*, d.h., die Unfähigkeit, Gedächtnisinhalte in eine korrekte zeitliche Reihenfolge zu bringen, ist nicht als zeitliche Orientierungsstörung, sondern als Gedächtnisstörung zu markieren.

Beispiele: Zeitliche Orientierungsstörung

- Ein Patient kann den aktuellen Wochentag nicht benennen.
- Eine Patientin kann auch mit Hilfestellung nicht sagen, welches Jahr gerade ist.

Hinweise zur Graduierung

„leicht“ Die Angabe zum Kalender- oder Wochentag weicht auch auf Nachfrage um maximal einen Tag von der richtigen Antwort ab; Monat, Jahr und Jahreszeit werden jedoch gewusst.

„schwer“ Der Monat wird trotz Hinweis auf die falsche Antwort nicht richtig gewusst oder die Angabe zum Jahr weicht mehr als ein Jahr von der richtigen Antwort ab.

Abzugrenzende Merkmale

10 Konzentrationsstörungen
12 Gedächtnisstörungen

6. Örtliche Orientierungsstörung (S)

Definition

Der gegenwärtige Aufenthaltsort wird nicht gewusst oder der Patient macht darüber ungenaue Angaben.

Erläuterungen und Beispiele

Falls der Patient seinen Aufenthaltsort (Ortsname, Stadtteil etc.) nur deshalb nicht weiß, weil er nicht darüber informiert wurde (z.B. bei Verlegungen bei stationärer Behandlung), ist „keine Aussage“ zu markieren. Wenn sich eine Patientin in ihrer Umgebung nicht zurechtfindet (beispielsweise auf der Station ihr Zimmer nicht wiederfindet), ist dies nicht als örtliche Orientierungsstörung zu markieren, sondern als *Gedächtnisstörung*. Hierbei handelt es sich nämlich nicht um eine Orientierungsstörung zum Ort, sondern im Raum. Die Orientierung im Raum setzt ein Erinnerungsvermögen voraus.

Beispiele: Örtliche Orientierungsstörung

- Es besteht Unsicherheit bezüglich des gegenwärtigen Aufenthaltsortes.
- Der Ort wird auch mit Hilfestellung nicht gewusst.

- Ein Patient gibt an, dass er sich gerade in einem Hotel befinde, statt einer Klinik.
- Eine Patientin weiß, dass sie sich in Bayern befindet, kann aber die Stadt nicht nennen.

Hinweise zur Graduierung

„leicht“ Eine örtliche Orientierungsstörung darf nur zu geringem Leidensdruck oder geringen Beeinträchtigungen führen.

„schwer“ Eine örtliche Orientierungsstörung führt zu erheblichem Leidensdruck oder erheblichen Beeinträchtigungen.

Abzugrenzende Merkmale

7 Situative Orientierungsstörung
12 Gedächtnisstörungen

7. Situative Orientierungsstörung (S)

Definition

Die gegenwärtige Situation wird in ihrem Bedeutungs- und Sinnzusammenhang nur ungenau oder gar nicht erfasst.

Erläuterungen und Beispiele

Eine situative Orientierungsstörung meint die gestörte oder fehlende Erfassung und Interpretation der aktuellen Situation des Patienten in ihrem Bedeutungszusammenhang. Erforderlich ist nicht ein vertieftes Verständnis der Gesundheitssituation des Patienten. Gemeint ist vielmehr ein Erfassen der direkten Situation (z.B. Patient ist im Gespräch mit einem Therapeuten, Patientin hält sich wegen Krankheit in einer Klinik auf).

Beispiele: Situative Orientierungsstörung

- Jemand hat Schwierigkeiten anzugeben, dass er sich aktuell als Patient in einer Untersuchung befindet.

- Ein Patient weiß nicht, dass er sich in einer Klinik befindet und einen Arzt vor sich hat.
- Ein Patient kann auch mit Hilfestellung nicht einschätzen, dass er sich in einer psychiatrischen Untersuchung befindet.

Hinweise zur Graduierung

„leicht“ Eine situative Orientierungsstörung darf nur zu geringem Leidensdruck oder geringen Beeinträchtigungen führen.

„schwer“ Eine situative Orientierungsstörung führt zu erheblichem Leidensdruck oder erheblichen Beeinträchtigungen.

Abzugrenzende Merkmale

6 Örtliche Orientierungsstörung

8. Orientierungsstörung über die eigene Person (S)

Definition

Die persönliche lebensgeschichtliche Situation wird nicht oder nur ungenau gewusst.

Erläuterungen und Beispiele

Orientierungsstörungen über die eigene Person können alle wichtigen autobiografischen Fakten, bezogen auf die Gegenwart und Vergangenheit, umfassen.

Beispiele: Orientierungsstörung über die eigene Person

- Ein Patient kennt seine Rolle im Lebensalter und im sozialen Kontext (z. B. Beruf) nicht.
- Ein Patient kennt seine Wohnadresse nicht.
- Ein Patient weiß nicht, wie alt er ist.
- Ein Patient weiß nicht, wie viele Kinder er hat.
- Ein Patient weiß seinen Geburtstag nicht.
- Ein Patient weiß seinen Namen nicht.

Hinweise zur Graduierung

„leicht“ Eine Orientierungsstörung zur eigenen Person darf nur zu geringem Leidensdruck oder geringen Beeinträchtigungen führen.

„schwer“ Eine Orientierungsstörung zur eigenen Person führt zu erheblichem Leidensdruck oder erheblichen Beeinträchtigungen.

Abzugrenzende Merkmale

12 Gedächtnisstörungen

2.4 Aufmerksamkeits- und Gedächtnisstörungen

Vorbemerkungen

Hier werden verschiedene Aspekte kognitiver Beeinträchtigungen abgebildet.

Vom Patienten berichtete und durch Beispiele plausibel belegte Beeinträchtigungen sind an entsprechender Stelle mit „leicht“ zu markieren, auch wenn diese Beeinträchtigungen im Gespräch selbst nicht beobachtbar sind. Wenn der Patient das Gefühl der Leistungsverminderung bezüglich Auffassung, Konzentration, Merkfähigkeit und Gedächtnis berichtet, ohne dass dies jedoch für den Untersucher plausibel nachvollziehbar ist, sollte nur das Merkmal 71 „Insuffizienzgefühle“ markiert werden. Symptome in diesem Bereich sind, wenn möglich, auch immer klinisch zu prüfen, d.h., mittels kleinerer Aufgaben zu objektivieren.

9. Auffassungsstörungen (SF)

Definition

Störung der Fähigkeit, Äußerungen und Texte in ihrer Bedeutung zu verstehen.

Erläuterungen und Beispiele

Gemeint ist die kognitive Verarbeitung erhaltener Informationen. Die Auffassung kann mehr oder weniger falsch, „schwerbesinnlich“ oder fehlend sein. Eine Auffassungsstörung kann sich im Gespräch oder in der klinischen Prüfung zeigen. Die Prüfung kann beispielsweise mit Wortpaaren (Unterschiede, Gemeinsamkeiten), gebräuchlichen Sprichwörtern, Bildgeschichten oder Fabeln erfolgen, wenn sich die Auffassungsstörung nicht schon aus dem Gespräch ergibt. Hier wird auch *Konkretismus* abgebildet. Konkretismus meint die Beeinträchtigung der Fähigkeit zu abstrahierend-symbolischem Denken. Beispiele sind Schwierigkeiten bei der Zuordnung von Elementen zu Klassen, Probleme bei Verallgemeinerungen und die Wiedergabe von wörtlichem Verständnis bei eigentlich metaphorischer Bedeutung.

Beispiele: Auffassungsstörungen

- Der Patient versteht Fragen nicht, die vom Untersucher zusätzlich erläutert werden müssen.
- Sprichworte werden ungenau oder falsch interpretiert.
- Fabeln werden ungenau oder falsch interpretiert.
- Ein Patient erklärt ein Sprichwort konkretistisch.
- Einfache Aufforderungen können nicht umgesetzt werden oder werden nicht verstanden.

Hinweise zur Graduierung

„leicht“	Auffassungsstörungen dürfen nur zu geringem Leidensdruck oder geringen Beeinträchtigungen führen.
„schwer“	Auffassungsstörungen führen zu erheblichem Leidensdruck oder erheblichen Beeinträchtigungen.

Abzugrenzende Merkmale

10 Konzentrationsstörungen
23 Vorbeireden

10. Konzentrationsstörungen (SF)

Definition

Verminderte Fähigkeit, die Aufmerksamkeit einer Tätigkeit oder einem Thema ausdauernd zuzuwenden.

Erläuterungen und Beispiele

Konzentrationsstörungen werden oft auch als Aufmerksamkeitsstörungen bezeichnet und werden in der klinischen Anwendung gelegentlich synonym verwendet. Sie können sich bereits im Gespräch oder in der klinischen Prüfung zeigen. Zur Prüfung können Aufgaben wie „von 81 immer 4 abziehen" oder „die Monatsnamen rückwärts aufsagen" verwendet werden. Dabei muss sichergestellt werden, dass der Patient zur Lösung einfacher Subtraktionsaufgaben oder zum Nennen der Monatsnamen in der richtigen Reihenfolge prinzipiell in der Lage ist. Konzentrationsstörungen zeigen sich bei klinischen Prüfungen meist weniger durch die absolute Zahl der gemachten Fehler, sondern eher durch die Zunahme von Fehlern im Verlauf oder durch Verlangsamung und schließlich Abbruch einer begonnenen Aufgabe. Konzentrationsstörungen können sich in der Untersuchungssituation zeigen, aber auch plausibel vom Patienten berichtet werden.

Beispiele: Konzentrationsstörungen

- Der Patient berichtet, dass seine Gedanken beim Lesen eines Buches oder einer Zeitung nach wenigen Minuten abschweifen würden.
- Der Patienten fragt im Gespräch nach, welche Frage gerade gestellt wurde.
- Der Patient macht beim Rückwärtszählen oder der Nennung der Monatsnamen zunehmend Fehler.
- Eine Patientin berichtet, dass sie die Stimmen immer ablenken, wenn sie ein Buch lesen wolle.

Hinweise zur Graduierung

„leicht“ Konzentrationsstörungen dürfen nur zu geringem Leidensdruck oder geringen Beeinträchtigungen führen.
„schwer“ Konzentrationsstörungen führen zu erheblichem Leidensdruck oder erheblichen Beeinträchtigungen.

Abzugrenzende Merkmale

9 Auffassungsstörungen
11 Merkfähigkeitsstörungen
12 Gedächtnisstörungen

11. Merkfähigkeitsstörungen (SF)

Definition

Herabsetzung oder Aufhebung der Fähigkeit, sich neue Informationen über einen Zeitraum von 10 Minuten zu merken.

Erläuterungen und Beispiele

Merkfähigkeitsstörungen können vom Patienten plausibel berichtet oder im Gespräch beobachtet bzw. klinisch geprüft werden. Merkfähigkeit ist von der affektiven Bedeutung der Merkinhalte abhängig, weshalb bei der Prüfung möglichst Begriffe verwendet werden sollten, die nicht emotional aufgeladen sind. Es empfiehlt sich aus Gründen der Vergleichbarkeit, jeweils gleiches Material (z.B. die Begriffe „34, Oslo, Aschenbecher“) zu verwenden. Erinnert der Patient die Begriffe nicht spontan, darf Hilfestellung gegeben werden (z.B. „Einer der Begriffe war eine Zahl.“). Wenn der entsprechende Begriff nach Hilfestellung gewusst wird, gilt dies nicht als Störung.

Beispiele: Merkfähigkeitsstörungen

- Ein Patient berichtet, dass er alles sofort wieder vergessen würde und kann dafür plausible Beispiele nennen.
- Eine Patientin kann sich die gestellten Fragen nicht merken und muss immer wieder rückfragen, was der Untersucher wissen will, weil sie die Frage vergessen hat.

- Von drei angebotenen Begriffen werden nach 10 Minuten nur noch zwei spontan erinnert.
- Die drei Begriffe werden nach 10 Minuten auch mit Hilfestellung nicht gewusst.

Hinweise zur Graduierung

„leicht“	Merkfähigkeitsstörungen dürfen nur zu geringem Leidensdruck oder geringen Beeinträchtigungen führen.
„schwer“	Merkfähigkeitsstörungen führen zu erheblichem Leidensdruck oder erheblichen Beeinträchtigungen.

Abzugrenzende Merkmale

10 Konzentrationsstörungen
12 Gedächtnisstörungen

12. Gedächtnisstörungen (SF)

Definition

Herabsetzung oder Aufhebung der Fähigkeit, Informationen länger als 10 Minuten zu speichern bzw. Erlerntes aus dem Gedächtnis abzurufen.

Erläuterungen und Beispiele

Gedächtnisstörungen können vom Patienten plausibel berichtet und/oder klinisch geprüft werden. Die Gedächtnisstörungen können sich auf zeitnahe oder weiter zurückliegende Ereignisse beziehen. Zu den Gedächtnisstörungen zählen auch *Amnesien* (inhaltlich oder zeitlich begrenzte Gedächtnislücken) und *Zeitgitterstörungen* (Unfähigkeit, Gedächtnisinhalte zeitlich richtig einzuordnen).

Beispiele: Gedächtnisstörungen

- Der Patient kann sich an bestimmte Ereignisse oder Informationen zwar erinnern, weiß aber einzelne wichtige Details nicht mehr.
- Ein Patient kann sich nicht mehr erinnern, was er gestern zum Mittag gegessen hat.

- Ein Patient gibt an, dass er gestern einen Film gesehen hat, weiß aber nicht mehr, worum es ging.

Hinweise zur Graduierung

„leicht“	Gedächtnisstörungen dürfen nur zu geringem Leidensdruck oder geringen Beeinträchtigungen führen.
„schwer“	Gedächtnisstörungen führen zu erheblichem Leidensdruck oder erheblichen Beeinträchtigungen.

Abzugrenzende Merkmale

8 Orientierungsstörung über die eigene Person
11 Merkfähigkeitsstörungen

13. Konfabulationen (F)

Definition

Erinnerungslücken werden mit wechselnden Einfällen ausgefüllt, die für wirkliche Erinnerungen gehalten werden.

Erläuterungen und Beispiele

Beim Konfabulieren werden wechselnde Antworten auf die gleiche Frage gegeben. Zur Beurteilung muss daher *derselbe Sachverhalt mehrfach gefragt* werden. Der Patient bemerkt die Unterschiedlichkeit seiner Angaben nicht, da er den tatsächlichen Sachverhalt und seine vorherigen Angaben vergessen hat. Einer Konfabulation liegen immer *Gedächtnisstörungen* zugrunde, die dann zusätzlich markiert werden müssen.

Beispiele: Konfabulationen

- Konfabulationen treten im Gespräch auf, belasten den Gang der Exploration aber nicht wesentlich.
- Es bestehen zahlreiche Erinnerungslücken, die vom Patienten durchweg mit Konfabulationen ausgefüllt werden und die Kommunikation erheblich beeinträchtigen.

- Ein Patient antwortet auf die Frage, wovon er leben würde, „von der Arbeit“, zu einem späteren Zeitpunkt auf dieselbe Frage „von der Rente“ und noch später „vom ererbten Vermögen“.

Hinweise zur Graduierung

„leicht“ Konfabulationen führen zu geringen Beeinträchtigungen.
„schwer“ Konfabulationen führen zu erheblichen Beeinträchtigungen.

Abzugrenzende Merkmale

14 Paramnesien

14. Paramnesien (S)

Definition

Erinnerungsverfälschungen oder -täuschungen, sich ungewollt aufdrängende Erinnerungen, gesteigerte Erinnerungsfähigkeit.

Erläuterungen und Beispiele

Bei Paramnesien handelt es sich im Unterschied zu den anderen Merkmalen des AMDP-Systems um ein Merkmal, das sich in *verschiedenen Phänomenen* zeigen kann:

- *Falsches Wiedererkennen* bzw. vermeintliche Vertrautheit (schon einmal gesehen, gehört, erlebt, obwohl dies eigentlich nicht sein kann: „déjà-vu“) und vermeintliche Fremdheit (noch nie gesehen, obwohl es eigentlich vertraut sein müsste: „jamais-vu“).
- *Ekmnesien* (Störungen des Zeiterlebens bzw. der zeitlichen Einordnung, wobei die Vergangenheit als Gegenwart erlebt wird).
- *Hypermnesien* (Steigerung der Erinnerungsfähigkeit, z.B. fotografisches Gedächtnis oder bei Nah-Toderfahrungen).
- *Flashbacks* (Nachhallerinnerungen) und Intrusionen (sich aufdrängende Erinnerungen an ein traumatisches Erlebnis).
- *Falsche Erinnerungen* (Pseudoerinnerungen, Erinnerungsverfälschungen, z.B. im Sinne von false-memory-syndrome).

Wahnhafte und wahnhaft umgedeutete Erinnerungen werden hier nicht abgebildet.

Beispiele: Paramnesien

- Ein Patient gibt an, das Gefühl zu haben, eine bestimmte Situation bereits einmal erlebt zu haben, obwohl er sicher ist, noch nie in dieser Situation gewesen zu sein. *(déjà-vu)*
- Ein Patient glaubt, sich in einer vergangenen Zeit aufzuhalten. *(Ekmnesie)*
- Ein Patient berichtet, sich an bereits vergessen geglaubte Ereignisse in großer Detailgenauigkeit plötzlich wieder zu erinnern. *(Hypermnesie)*
- Ein Patient kann sich plötzlich nach einem bestimmten Trigger an ein früheres Ereignis erinnern (z. B. Autounfall). *(Flashback)*
- Ein Patient berichtet über Erinnerungen an erlebte dramatische Ereignisse, die eigentlich nicht stattgefunden haben können. (z. B. *false-memory-syndrom*)
- Patientinnen werden immer wieder von Erinnerungen an Details eines früheren sexuellen Missbrauchs überfallen. *(Intrusionen)*

Hinweise zur Graduierung

„leicht“ Paramnesien dürfen nur zu geringem Leidensdruck oder geringen Beeinträchtigungen führen.

„schwer“ Paramnesien führen zu erheblichem Leidensdruck oder erheblichen Beeinträchtigungen.

Abzugrenzende Merkmale

13 Konfabulationen

2.5 Formale Denkstörungen

Vorbemerkungen

Formale Denkstörungen zeigen sich meist in sprachlichen Äußerungen, können aber auch vom Patienten berichtet werden.

Es kann sich dabei um Veränderungen in der Geschwindigkeit, Kohärenz oder Stringenz des Gedankenablaufes handeln. Formale Denkstörungen können bei emotionaler Belastung im Gespräch oder längerer Gesprächsdauer besonders deutlich werden.

15. Gehemmt (S)

Definition

Das Denken wird vom Patienten subjektiv als gebremst oder blockiert empfunden.

Erläuterungen und Beispiele

Patienten berichten über eine subjektiv empfundene verringerte Geschwindigkeit ihres Denkens. Viele Patienten schildern vor allem über den eigenartigen Charakter der verringerten Geschwindigkeit: Das Denken wird dann wie gegen einen inneren Widerstand, als in eigenartiger Weise zäh oder blockiert erlebt.

Beispiele: Gehemmt

- Der Patient gibt an, dass es ihm Mühe macht, einen flüssigen Gedankengang zu verfolgen, er fühlt sich im Denken blockiert.
- Eine Patientin erwähnt, dass ihr Denken in der letzten Zeit schwerfälliger geworden sei.
- Betroffene geben an, die Hemmung des Denkablaufes nur mit Mühe und Anstrengung überwinden zu können.
- Denkhemmung kann sich bis zum subjektiven Erleben ausweiten, überhaupt nicht mehr denken zu können, blockiert zu sein.

Hinweise zur Graduierung

„leicht" Gehemmtes Denken darf nur zu geringem Leidensdruck oder geringen Beeinträchtigungen führen.
„schwer" Gehemmtes Denken führt zu erheblichem Leidensdruck oder erheblichen Beeinträchtigungen.

Abzugrenzende Merkmale

16 verlangsamt
20 Grübeln

16. Verlangsamt (F)

Definition

Das Denken ist im Tempo reduziert und schleppend.

Erläuterungen und Beispiele

Bei diesem Merkmal geht es um die *von außen beobachtbare* Verringerung der Geschwindigkeit des Denkens. Das Phänomen ist manchmal schwer zu beurteilen, da die Einschätzung auch von der eigenen Normvorstellung des Untersuchers abhängig ist. Es empfiehlt sich, bei der Beurteilung das „landesübliche" Temperament des Patienten zu beachten.

Beispiele: Verlangsamt

- Das Gespräch ist zähflüssig.
- Im Gespräch zeigen sich durchgehend verlängerte Antwortlatenzen.
- Es entstehen längere Gesprächspausen, die über das Nachdenken über eine Frage hinausgehen.

Hinweise zur Graduierung

„leicht" Verlangsamtes Denken führt zu geringen Beeinträchtigungen.
„schwer" Verlangsamtes Denken führt zu erheblichen Beeinträchtigungen.

Abzugrenzende Merkmale

15 gehemmt
87 mutistisch

17. Umständlich (F)

Definition

Als umständlich bezeichnet man ein Denken, das, bezogen auf den Gesprächsinhalt, das Nebensächliche nicht vom Wesentlichen trennt. Der inhaltliche Zusammenhang bleibt aber stets gewahrt.

Erläuterungen und Beispiele

Beim umständlichen Denken, machmal auch als weitschweifig bezeichnet, verliert sich der Patient in unwichtigen Einzelheiten und bleibt an ihnen hängen, ohne vom Ziel ganz abzukommen. Er kommt „vom Hundertsten ins Tausendste", ohne das Ziel ganz aus den Augen zu verlieren. Beim Untersucher löst umständliches Denken oft Ungeduld aus.

Beispiele: Umständlich

- Auf die Frage, wie er in die Klinik gekommen sei, berichtet der Patient im Detail den Weg von zu Hause bis in die Klinik.
- Bei der Erklärung einer Fabel kommt der Patient nicht auf den Kern der Geschichte, sondern verzettelt sich in nicht zum Wesentlichen gehörenden Details.
- Auf eine einfache Frage nach Krankheiten der Mutter holt der Patient weit aus und beginnt, im Detail Erkrankungen der ganzen Familie zu erzählen.

Hinweise zur Graduierung

„leicht" Umständliches Denken führt nur zu geringen Beeinträchtigungen.

„schwer" Umständliches Denken führt zu erheblichen Beeinträchtigungen.

Abzugrenzende Merkmale

9 Auffassungsstörungen
22 ideenflüchtig

18. Eingeengt (F)

Definition

Einschränkung des inhaltlichen Denkumfanges, in ein Thema oder in wenigen Themen verhaftet sein.

Erläuterungen und Beispiele

Im Gespräch hat der Patient Mühe, von einem Thema auf ein anderes überzugehen, oder er kommt immer wieder auf „sein" Thema zurück. In der Exploration müssen unterschiedliche Themen angeboten werden. Dies ist wichtig, weil das Thema Krankheit immer Gegenstand einer Exploration ist, dies aber nicht automatisch einer Denkeinengung entspricht. Innerhalb des Themas Krankheit läge erst dann eine Denkeinengung vor, wenn der Patient auf einzelne Aspekte davon fixiert ist, von denen er sich trotz Angebot anderer Themen nicht lösen kann.

Beispiele: Eingeengt

- Ein depressiver Patient kommt immer wieder auf seine Verdauungsprobleme zurück, obwohl die Untersucherin eigentlich über andere Themen sprechen möchte.
- Ein Patient mit einem Größenwahn kann sich davon nicht lösen, geht auf andere angebotene Themen nicht ein.

Hinweise zur Graduierung

„leicht" Eingeengtes Denken führt nur zu geringen Beeinträchtigungen.

„schwer" Eingeengtes Denken führt zu erheblichen Beeinträchtigungen.

Abzugrenzende Merkmale

3 Bewusstseinseinengung
20 Grübeln
30 Zwangsdenken
19 perseverierend

19. Perseverierend (F)

Definition

Haftenbleiben an zuvor gebrauchten Worten oder Angaben, die im aktuellen Zusammenhang nicht mehr sinnvoll sind.

Erläuterungen und Beispiele

Für die Einschätzung dieses Merkmals ist der Gesamteindruck des Untersuchers entscheidend, ob die Wiederholung des Gesagten im Gesprächszusammenhang sinnvoll ist.

Beispiele: Perseverierend

- Ein Patient bezeichnet einen Schlüssel korrekt als „Schlüssel". Danach wiederholt er aber immer wieder mechanisch das Wort „Schlüssel", wenn er aufgefordert wird, seinen Namen zu nennen oder andere Gegenstände zu bezeichnen.
- Ein Patient antwortet auf die Frage nach seinem Geburtsdatum korrekt. Wiederholt dieses im Folgenden aber auch auf ganz andere Fragen.

Hinweise zur Graduierung

„leicht" Perseverationen führen zu geringen Beeinträchtigungen.

„schwer" Perseverationen führen zu erheblichen Beeinträchtigungen.

Abzugrenzende Merkmale

84 Parakinesen

20. Grübeln (S)

Definition

Patienten sind immer wieder mit einzelnen Gedanken (Gedankenkreisen) beschäftigt, meist mit unangenehmen Themen.

Erläuterungen und Beispiele

Der Patient berichtet, dass seine Gedanken immer wieder ergebnislos um die gleichen (meist unangenehmen) Inhalte kreisen und nur mit Mühe unterbrochen werden können. Das Grübeln wird von den Patienten als unangenehm, lästig bis quälend erlebt. Oft sind Sorgen der Ursprung von immer wiederkehrenden, sich im Kreis drehenden Gedanken.

Beispiele: Äußerungen, die auf *Grübeln* hinweisen können

- „Ich muss immerzu daran denken, wie es mit mir weitergeht."
- „Ich muss den ganzen Tag darüber nachdenken, ob ich wieder gesund werde."
- „Meine Gedanken kreisen immer darum, dass meinen Kindern ja nichts passiert."
- „Ich werde den Gedanken nicht los, dass ich etwas falsch gemacht haben könnte."
- „Ich mache mir den ganzen Tag Sorgen, immer wieder kommt der Gedanke, der mich nicht loslässt, wie es wohl weitergehen wird."

Hinweise zur Graduierung

„leicht" Grübeln darf nur zu geringem Leidensdruck oder geringen Beeinträchtigungen führen.

„schwer" Grübeln führt zu erheblichem Leidensdruck oder erheblichen Beeinträchtigungen.

Abzugrenzende Merkmale

18 eingeengt
21 Gedankendrängen
30 Zwangsdenken

21. Gedankendrängen (S)

Definition

Der Patient fühlt sich dem Druck vieler verschiedener Einfälle oder Gedanken ausgeliefert.

Erläuterungen und Beispiele

Der Patient kann die Fülle der sich aufdrängenden Einfälle und Gedanken nicht ordnen oder beherrschen. Die Gedanken können sinnvoll oder sinnlos sein, sich überstürzen oder wie automatisch ablaufen. Das Denken wird vom Patienten meist als beschleunigt erlebt, muss dabei dem Beobachter aber nicht beschleunigt erscheinen.

Beispiele: Äußerungen, die auf *Gedankendrängen* hinweisen können

- „Mir gehen so viele Gedanken durch den Kopf, dass ich gar nicht mehr klar denken kann."
- „Die vielen, immer neuen Gedanken bringen mich ganz durcheinander."
- „Ich werde überflutet von Gedanken, gegen die ich mich überhaupt nicht wehren kann."
- „Die vielen Gedanken richten ein Chaos in meinem Kopf an."

Hinweise zur Graduierung

„leicht" Gedankendrängen darf nur zu geringem Leidensdruck oder geringen Beeinträchtigungen führen.

„schwer" Gedankendrängen führt zu erheblichem Leidensdruck oder erheblichen Beeinträchtigungen.

Abzugrenzende Merkmale

20 Grübeln
30 Zwangsdenken
57 Gedankeneingebung

22. Ideenflüchtig (F)

Definition

Vermehrung von Einfällen, die aber nicht mehr von einer Zielvorstellung straff geführt werden. Das Ziel des Denkens kann aufgrund von Assoziationen häufig wechseln oder verloren gehen.

Erläuterungen und Beispiele

Der Ideenflüchtige gerät von „Hölzchen auf Stöckchen" und führt einen Gedanken oft nicht zu Ende, weil sein Denken ständig von dazwischenkommenden Einfällen abgelenkt wird. Die Ablenkung vom stringenten Gedankengang kann auf äußeren Einflüssen (z. B. Geräusche) oder auf gedanklichen Assoziationen beruhen. Das Denken des Ideenflüchtigen muss nicht beschleunigt sein. Ideenflüchtiges Denken tritt in der Regel nicht punktuell auf, sondern zeigt sich über längere Phasen im Gespräch.

Beispiele: Ideenflüchtig

- Ein Patient antwortet auf eine Frage richtig, knüpft dann aber noch eine Assoziation an, die von der ursprünglichen Frage wegführt.
- Eine Patientin berichtet über Ufos, assoziiert dann den Maler Raffael, der auch schon Flugmaschinen gebaut hat, fährt dann fort, dass sie eigentlich aufgrund des Klimawandels gar nicht mehr mit Flugzeugen reisen wolle ...

Hinweise zur Graduierung

„leicht" Ideenflüchtiges Denken führt zu geringen Beeinträchtigungen.
„schwer" Ideenflüchtiges Denken führt zu erheblichen Beeinträchtigungen.

Abzugrenzende Merkmale

17 umständlich
25 inkohärent/zerfahren
88 logorrhoisch
ZP2 Beschleunigtes Denken

23. Vorbeireden (F)

Definition

Die Antworten des Patienten stehen in keinem Zusammenhang mit der gestellten Frage, obwohl auf Nachfragen klar wird, dass er die Frage verstanden hat.

Erläuterungen und Beispiele

Vorbeireden wird manchmal auch als „Danebenreden“ bezeichnet (z.B. ICD-10). Entscheidend für die Beurteilung ist nicht, dass die Antwort falsch ist (wie z.B. bei einer falschen Prüfungsantwort), sondern dass der Patient am Inhalt der Frage vorbeiredet. Bei Verdacht auf Vorbeireden muss sich der Untersucher vergewissern, ob der Patient die *Frage richtig verstanden* hat. Deshalb sollte der Patient sie noch einmal wiederholen. Zudem ist davon zu unterscheiden, wenn absichtlich auf eine Frage eine falsche Antwort gegeben wird (z.B. „Um den heißen Brei reden“ bei Politikern oder Vermeiden des Themas bei sexuellen Themen). Auch das umgangssprachliche „Aneinander-Vorbeireden“ (weil man sich gegenseitig nicht richtig versteht) wird hier nicht markiert.

Beispiele: Vorbeireden

- *Untersucher:* „Warum sind Sie gestern in die Klinik gekommen?“, *Patientin:* „Die chinesische Mauer ist über 5.000 km lang.“, *Untersucher:* „Erinnern Sie sich noch an meine Frage?“, *Patientin:* „Ja. Sie wollen wissen, warum ich gestern in die Klinik gekommen bin.“
- *Untersucherin:* „Kennen Sie so etwas wie einen inneren Druck?“, *Patient:* „Ja, ich habe einen hohen Blutdruck.“, *Untersucherin:* „Erinnern Sie sich noch an meine Frage?“, *Patient:* „Ja. Sie wollen wissen, ob ich einen inneren Druck verspüre.“

Hinweise zur Graduierung

„leicht“ Vorbeireden führt zu geringen Beeinträchtigungen.
„schwer“ Vorbeireden führt zu erheblichen Beeinträchtigungen.

Abzugrenzende Merkmale

9 Auffassungsstörungen
10 Konzentrationsstörungen
18 eingeengt
25 inkohärent/zerfahren

24. Gesperrt/Gedankenabreißen (SF)

Definition

Plötzlicher Abbruch eines sonst flüssigen Gedankenganges oder des Sprechens ohne erkennbaren Grund.

Erläuterungen und Beispiele

Das Phänomen wird entweder vom *Untersucher* als „gesperrt" (F) beobachtet oder der Patient berichtet „Gedankenabreißen" (S), d.h. eine plötzlich und grundlos eintretende Unterbrechung seines Gedankenganges. Umgangssprachlich wird dieses Phänomen in geringer Ausprägung bzw. wenn es selten auftritt, auch als „den Faden verlieren" bezeichnet.

Beispiele: Gesperrt/Gedankenabreißen

- Der Patient stockt mitten im Satz, schweigt, greift dann das Gespräch unter Umständen mit einem ganz anderen Thema wieder auf oder erkundigt sich noch einmal nach der letzten Frage.
- Ein Patient berichtet, in letzter Zeit immer wieder beobachtet zu haben, dass seine Gedanken plötzlich wie weg seien.

Hinweise zur Graduierung

„leicht" Gesperrt/Gedankenabreißen darf nur zu geringem Leidensdruck oder geringen Beeinträchtigungen führen.

„schwer" Gesperrt/Gedankenabreißen führt zu erheblichem Leidensdruck oder erheblichen Beeinträchtigungen.

Abzugrenzende Merkmale

10 Konzentrationsstörungen

25. Inkohärent/zerfahren (F)

Definition

Denken und Sprechen des Patienten verlieren für den Untersucher ihren verständlichen Zusammenhang. Im Extremfall sind sie in einzelne, scheinbar zufällig durcheinander gewürfelte Sätze, Satzgruppen oder Gedankenbruchstücke zerrissen.

Erläuterungen und Beispiele

Zusammenhänge zwischen verschiedenen Gedanken sind z. B. für den Untersucher nicht mehr nachvollziehbar. Verschiedene Gedanken verlieren die Beziehung untereinander.

Die Störungen reichen von unlogischem Denken (Paralogik), bei dem der Satzbau noch intakt sein kann, über Formen, bei denen der Satzbau zerstört ist *(Paragrammatismus)*, bis hin zu unverständlichem, sinnlosem Wort- und Silbengemisch (Sprachzerfall, Schizophasie). Inkohärentes/zerfahrenes Denken zeigt sich in der Regel nicht nur punktuell im Gespräch, sondern über längere Phasen.

Beispiele: Äußerungen, die auf *inkohärent/zerfahren* hinweisen können

- „Gestern Nachmittag bin ich in die Klinik gekommen, weil in einem Jahr Wahlen sind und der Bäcker erst um 8:00 Uhr aufmacht.“ *(Paralogik)*
- „Früher sind die Leute aus blauäugigen Menschen bestanden und wie die Hirne schaffen.“
- „Ich habe eine kennengelernt, die sich nicht anders zeigen konnte, als sie alles gemeinhin nahmen. Es war gemeint so und es musste heißen: lasset den frohen Baas im Bauch. Frohsein ist ein Mädchen mit Mann verquillt und die beiden suchen Heil im Glück.“ *(Schizophasie)*

Hinweise zur Graduierung

„leicht“ Inkohärent/zerfahrenes Denken führt zu geringen Beeinträchtigungen.
„schwer“ Inkohärent/zerfahrenes Denken führt zu erheblichen Beeinträchtigungen.

Abzugrenzende Merkmale

17 umständlich
22 ideenflüchtig

26. Neologismen (F)

Definition

Wortneubildungen *oder* Wortverwendungen, die der sprachlichen Konvention nicht entsprechen und oft nicht unmittelbar verständlich sind.

Erläuterungen und Beispiele

Neologismen werden im AMDP-System *weiter gefasst als üblich*, d. h., sie beinhalten nicht nur einzelne *Wortneuschöpfungen*. Hier ist vielmehr auch der *semantisch ungewöhnliche Gebrauch von Worten* abzubilden. Im Extremfall kann vom Patienten eine künstliche Sprache gebildet oder gebraucht werden. In solchen Fällen, in denen die Rede von Neologismen durchsetzt ist, kann der Gesamtzusammenhang inkohärent sein. Begriffe, die in bestimmten Kreisen oder Subkulturen (Jugendszene, Drogenszene) gebräuchlich sind, sollen hier nicht abgebildet werden. Unzureichende Sprachkenntnis wird hier auch nicht abgebildet.

Beispiele: Neologismen

- Eine Patientin berichtet anlässlich eines durchgeführten EEGs: „Gestern habe ich ein Diagraf bekommen und da ist mein Kopf demachronisiert worden."
- Ein Patient berichtet, dass seine Freundin „das Tier der Zahl 7" sei.

Hinweise zur Graduierung

„leicht" Neologismen führen zu geringen Beeinträchtigungen.
„schwer" Neologismen führen zu erheblichen Beeinträchtigungen.

Abzugrenzende Merkmale

84 Parakinesen
85 manieriert/bizarr
25 inkohärent/zerfahren

2.6 Befürchtungen und Zwänge

Vorbemerkungen

In dieser heterogenen Gruppe werden unterschiedliche Merkmale zusammengefasst, deren gemeinsames Merkmal ängstliches Erleben ist.

27. Misstrauen (SF)

Definition

Das Verhalten anderer Menschen wird ängstlich-unsicher oder feindselig auf die eigene Person bezogen.

Erläuterungen und Beispiele

Misstrauen beinhaltet eine negativ getönte Reaktion auf andere Menschen. Es lässt sich vor allem aus der Interaktion mit den Betroffenen erschließen. Misstrauen kann auch innerhalb eines Wahns auftreten und soll dann auch hier markiert werden.

Beispiele: Misstrauen

- Ein Patient sagt: „Ich bin so oft enttäuscht worden, ich traue niemand mehr richtig."
- Ein Betroffener fragt in der Untersuchungssituation mehrfach, ob das Diktiergerät ausgeschaltet sei.
- Ein Patient fragt, ob der Untersucher auch wirklich Arzt sei.
- Eine Patientin erkundigt sich mehrfach, warum bestimmte Fragen gestellt werden.
- Ein Patient fragt: „Werden Sie sich denn wirklich an die Schweigepflicht halten? Irgendwie traue ich Ihnen nicht."

Hinweise zur Graduierung

„leicht"	Misstrauen darf nur zu geringem Leidensdruck oder geringen Beeinträchtigungen führen.
„schwer"	Misstrauen führt zu erheblichem Leidensdruck oder erheblichen Beeinträchtigungen.

Abzugrenzende Merkmale

67 dysphorisch
68 gereizt

28. Hypochondrie (S)

Definition

Ängstlich getönte Beziehung zum eigenen Körper mit der unangemessenen Befürchtung, krank zu sein oder krank zu werden.

Erläuterungen und Beispiele

Bei der Hypochondrie werden mit gesteigerter Aufmerksamkeit körperliche Phänomene ängstlich-sorgenvoll beobachtet. Unbedeutende Körpervorgänge, wie z. B. leichte Missempfindungen, werden für übermäßig wichtig gehalten. Es besteht die unangemessene Sorge, krank zu werden oder schon eine Krankheit zu haben. Auffällig ist die Diskrepanz zwischen den unbegründeten Befürchtungen und dem Beharren der Betroffenen auf ihrer Einschätzung. Der Gegenstand hypochondrischer Befürchtung kann wechseln, die Befürchtungen können sich auf alle Körperbereiche und -funktionen richten. Hier werden auch Ängste vor Krankheiten abgebildet, die umgangssprachlich oft als Phobie bezeichnet werden, wie z. B. Herzphobie, AIDS-Phobie oder Karzinophobie, auch die unangemessene Angst, an einer Demenz zu leiden. Es geht hier um hypochondrisches Erleben und nicht um die Diagnose Hypochondrie. Wenn ein hypochondrischer Wahn besteht, soll die Hypochondrie nur dort abgebildet werden.

Beispiele: Äußerungen, die auf *Hypochondrie* hinweisen können

- „Öfters spüre ich mein Herz laut klopfen, das ist doch nicht normal."
- „Dauernd treibt mich die Angst um, dass ich AIDS bekommen könnte."

- „Alle Untersuchungen waren gut, aber ich denke trotzdem, dass etwas mit meinem Herz nicht in Ordnung ist."

Hinweise zur Graduierung

„leicht"	Hypochondrie darf nur zu geringem Leidensdruck oder geringen Beeinträchtigungen führen.
„schwer"	Hypochondrie führt zu erheblichem Leidensdruck oder erheblichen Beeinträchtigungen.

Abzugrenzende Merkmale

29 Phobien
65 ängstlich

29. Phobien (S)

Definition

Angst vor bestimmten Situationen oder Objekten, die oft Vermeidungsreaktionen zur Folge haben.

Erläuterungen und Beispiele

Die Phobie ist eine Form der Angst, die sich auf bestimmte Situationen oder Objekte bezieht und von Betroffenen als unbegründet, übertrieben oder unangemessen erkannt wird. Es wird meist versucht, die Konfrontation mit den angstauslösenden Situationen oder Objekten zu vermeiden. Hierzu zählen Agoraphobie, spezifische Phobien (z.B. Spinnenphobie) oder soziale Phobien. Körperbezogene Ängste, die umgangssprachlich auch als Phobie bezeichnet werden, wie z.B. Herzphobie, AIDS-Phobie oder Karzinophobie, werden *nicht* hier, sondern unter Merkmal 28 „Hypochondrie" abgebildet. Es geht beim Symptom Phobien um phobisches Erleben und nicht um die Diagnose einer Phobie. Wenn Ängste als phobische Ängste auftreten, sollen sie nur hier und nicht zusätzlich unter Merkmal 65 „ängstlich" abgebildet werden.

Beispiele: Äußerungen, die auf *Phobien* hinweisen können

- „In engen Räumen wird mir immer ganz mulmig, eigentlich gibt es dafür ja keinen Grund."
- „Im Kino muss ich immer am Rand sitzen, aus Angst, es könnte etwas passieren, da muss ich selbst oft darüber lachen."
- „Immer wenn ich Hunden begegne, wechsele ich die Straßenseite – das ist doch völlig übertrieben!"
- „Alleine geht alles, aber wehe es sind andere Menschen da, dann blockiert mich die Angst völlig, deshalb gehe ich schon gar nicht mehr aus dem Haus."

Hinweise zur Graduierung

„leicht" Phobien dürfen nur zu geringem Leidensdruck oder geringen Beeinträchtigungen führen.
„schwer" Phobien führen zu erheblichem Leidensdruck oder erheblichen Beeinträchtigungen.

Abzugrenzende Merkmale

28 Hypochondrie
65 ängstlich

30. Zwangsdenken (S)

Definition

Repetitiv sich aufdrängende eigene Gedanken. Diese werden als unsinnig oder übertrieben erlebt und können nicht gestoppt werden.

Erläuterungen und Beispiele

Zwangsgedanken drängen sich wiederholt und meist gegen inneren Widerstand auf. Sie lassen sich nicht oder nur schwer unterdrücken, die Wiederholung wird als unsinnig oder übertrieben erkannt und als unangenehm, belastend oder quälend erlebt. Die Gedanken werden als eigene, nicht von außen eingegebene erlebt. Suizidgedanken sollen nur dann hier abgebildet werden, wenn sie diese Kriterien erfüllen. In Abgrenzung zu Zwangsimpulsen geht es bei Zwangsgedanken thematisch nicht um gedanklich vorgestellte auszuführende Handlungen. Wie der Wahn werden auch Zwangssymptome oft als *inhaltliche Denkstörungen* bezeichnet.

Beispiele: Äußerungen, die auf *Zwangsdenken* hinweisen können

- „Wenn ich aus dem Haus gehe, kommt der Gedanke immer wieder, ob ich die Tür abgeschlossen habe, obwohl ich mir da ganz sicher bin."
- „Den Gedanken werde ich nicht los, ist der Briefkasten geleert, obwohl ich ja vorhin dort war."
- „Ich muss in Gedanken immer von 1 bis 100 zählen, wenn ich mich verzähle, geht es von vorne los, das beschäftigt mich mehrere Stunden am Tag."

Hinweise zur Graduierung

„leicht" Zwangsdenken darf nur zu geringem Leidensdruck oder geringen Beeinträchtigungen führen.
„schwer" Zwangsdenken führt zu erheblichem Leidensdruck oder erheblichen Beeinträchtigungen.

Abzugrenzende Merkmale

20 grübeln
57 Gedankeneingebung

31. Zwangsimpulse (S)

Definition

Repetitiv sich aufdrängende, vom Betroffenen ausgehende Gedanken, bestimmte Handlungen auszuführen.

Erläuterungen und Beispiele

Zwangsimpulse drängen sich wiederholt und meist gegen inneren Widerstand auf. Sie lassen sich nicht oder nur schwer unterdrücken, die Wiederholung wird als unsinnig oder übertrieben erkannt und als unangenehm, belastend oder quälend erlebt. Zwangsimpulse sind eine besondere Form der Zwangsgedanken, bei denen es thematisch um gedanklich vorgestellte Handlungen geht, die aber (fast) nie ausgeführt werden. Sie werden als eigene, nicht von außen eingegebene Gedanken erlebt. Zwangsimpulse zentrieren sich oft um aggressive und sexuelle Inhalte.

Beispiele: Äußerungen, die auf *Zwangsimpulse* hinweisen können

- „Immer wieder kommt mir in den Sinn, andere zu beleidigen, von der Vorstellung komme ich nicht weg, obwohl das natürlich Unsinn ist."
- „Ich werde den Gedanken nicht los, andere zu schädigen, so bin ich doch gar nicht."
- „Immer wieder habe ich den unsinnigen Gedanken, dass ich auf den Marktplatz gehe und obszöne Worte rausschreie."
- „Ich würde es natürlich nie tun, aber mich quält immer wieder der Gedanke, mein Baby aus dem Fenster zu werfen."

Hinweise zur Graduierung

„leicht" Zwangsimpulse dürfen nur zu geringem Leidensdruck oder geringen Beeinträchtigungen führen.

„schwer" Zwangsimpulse führen zu erheblichem Leidensdruck oder erheblichen Beeinträchtigungen.

Abzugrenzende Merkmale

30 Zwangsdenken
32 Zwangshandlungen
58 Andere Fremdbeeinflussungserlebnisse

32. Zwangshandlungen (S)

Definition

Repetitiv ausgeführte Handlungen. Diese werden als unsinnig oder übertrieben erlebt.

Erläuterungen und Beispiele

Zwangshandlungen werden wiederholt und meist gegen inneren Widerstand ausgeführt. Sie werden als eigene Handlungen erlebt und lassen sich nicht oder nur schwer unterdrücken, obwohl sie als unsinnig oder übertrieben erkannt und als unangenehm, belastend oder quälend erlebt werden. Zwangshandlungen werden oft in ritualisierter Form in bestimmter Häufigkeit wiederholt. Hierzu gehören Wasch- und Reinigungszwänge, sowie Zwangshandlungen, die der Kontrolle dienen. Zwangshandlungen sind abzugrenzen von repetitiven Handlungen, die unter dem Druck von Halluzinationen (imperativen Phonemen) oder im Rahmen eines Wahns ausgeführt werden, die hier nicht abgebildet werden sollen. Auch wiederholte Selbstbeschädigungen können die Kriterien für Zwangshandlungen erfüllen und werden dann hier mit abgebildet.

Beispiele: Äußerungen, die auf *Zwangshandlungen* hinweisen können

- „Ich muss immer wieder meinen Esstisch desinfizieren, was eigentlich unsinnig ist."
- „Wenn ich meine Hände gewaschen habe, muss ich sie immer noch dreimal waschen, obwohl sie ja eigentlich sauber sind."
- „Jeden Morgen sortiere ich alle Gegenstände in meiner Wohnung, dass sie rechtwinklig liegen, komme zu gar nichts anderem mehr."
- „Jedes Mal, wenn ich das Haus verlasse, gehe ich wieder zurück und kontrolliere, ob ich die Tür abgeschlossen habe. Das reicht dann aber nicht, ich muss noch ein paar Mal kontrollieren, obwohl ich es ja schon nach dem ersten Mal weiß, der Unsinn kostet mich jeden Morgen eine Stunde."
- „Ich kann nichts anderes mehr am Tag machen als immer wieder meine Hände waschen und schlafen – schrecklich."

Hinweise zur Graduierung

„leicht"	Zwangshandlungen dürfen nur zu geringem Leidensdruck oder geringen Beeinträchtigungen führen.
„schwer"	Zwangshandlungen führen zu erheblichem Leidensdruck oder erheblichen Beeinträchtigungen.

Abzugrenzende Merkmale

84 Parakinesen

2.7 Wahn

Vorbemerkungen

Wahn entsteht auf dem Boden einer allgemeinen Veränderung des Erlebens und imponiert als *Fehlbeurteilung der Realität,* die mit apriorischer Evidenz (erfahrungsunabhängiger Gewissheit) auftritt und an der mit subjektiver Gewissheit festgehalten wird, auch wenn sie im Widerspruch zur Wirklichkeit und zur Erfahrung der gesunden Mitmenschen sowie zu ihrem kollektiven Meinen und Glauben steht. Der Patient hat im Allgemeinen nicht das Bedürfnis nach einer Begründung seiner Meinung, ihre Richtigkeit ist ihm unmittelbar evident. Wahn gibt es bei verschiedenen psychischen Störungen, er ist nicht spezifisch für die Schizophrenie.

In diesem Kapitel müssen immer *mindestens zwei Markierungen* vorgenommen werden: eine zur *formalen Beschreibung* (Merkmale 34 bis 38) und eine zum Inhalt des Wahns (Merkmale 39 bis 46). Lediglich beim Vorliegen einer isolierten Wahnstimmung (Merkmal 33) unterbleibt die zusätzliche Markierung im Bereich der Merkmale 39 bis 46, da der Wahninhalt dabei (noch) unklar ist. Wahn wird, wie auch die Zwangssymptome, manchmal als eine Form der *inhaltlichen Denkstörungen* bezeichnet.

Beachte zum Zusammenhang der Merkmale 34 bis 36

Wahneinfälle und Wahnwahrnehmungen gehen den Wahngedanken (zeitlich gesehen) voraus. Zusätzlich zu „Wahngedanken“ dürfen die Merkmale „Wahnwahrnehmung“ bzw. „Wahneinfall“ aber nur markiert werden, wenn sie auch in dem definierten Beobachtungszeitraum aufgetreten sind.

ZP10 „Überwertige Ideen“ (das Leben beherrschende Vorstellungen, vgl. Kapitel 2.14) können manchmal eine Vorstufe zu einem Wahn sein, sind aber korrigierbar und erfüllen deshalb nicht die Wahnkriterien. Sie dürfen daher hier nicht markiert werden.

Auch bei der Graduierung der Wahnthemen gelten die *allgemeinen Graduierungskriterien*. Es soll abgebildet werden, inwieweit das jeweilige Thema Leidensdruck beim Patienten auslöst oder ihn funktionell beeinträchtigt.

Beispiele

- Eine Patientin glaubt sich durch ein Verbrechersyndikat verfolgt und bespitzelt, vermag aber dennoch ihrer Arbeit nachzugehen und ihre familiären Pflichten zu erfüllen (= leichte Ausprägung Verfolgungswahn).
- Ein anderer Patient wandert von einem Arzt zum anderen, liegt ansonsten tagelang in seinem Bett, gibt frühere Interessen auf und geht nicht mehr an seinen Arbeitsplatz mit Hinweis auf seine unheilbare Krankheit (= schwere Ausprägung hypochondrischer Wahn).

33. Wahnstimmung (S)

Definition

Wahnstimmung meint eine besondere, häufig diffuse und ahnungsvolle Gespanntheit im Vorfeld des Wahns.

Erläuterungen und Beispiele

Die Wahnstimmung besteht in einem Bedeutungszumessen und Inbeziehungsetzen, Meinen, Vermuten und Erwarten, das von anderen so nicht nachvollzogen werden kann. Gemeint ist eine Atmosphäre des Betroffenseins, eine Erwartungsspannung in einer verändert erlebten Welt oder durch ein verändert erlebtes Ich. Dabei gibt es die verschiedensten Grundtönungen der begleitenden Stimmung; am häufigsten ist die Stimmung der Unheimlichkeit, des Misstrauens, des Verändertseins, der Bedrohung, der Angst, des Argwohns, der Ratlosigkeit, manchmal aber auch der Gehobenheit, Euphorie und Zuversicht. In der Wahnstimmung ist der *Wahninhalt* (z. B. Verfolgungswahn) noch *nicht definiert,* deshalb kann der Patient meistens keine Gründe für sein Erleben angeben.

Beispiele: Äußerungen, die auf eine *Wahnstimmung* hinweisen können

- „Im Büro hat sich etwas verändert. Alle schauen mich so komisch an. Das verunsichert mich ein wenig. Außerhalb der Arbeit ist aber alles beim Alten."
- „Sagt mir doch, was los ist. Etwas ist los, ich weiß aber nicht was."
- „Es liegt etwas in der Luft, alles um mich herum ist merkwürdig verändert, alles so seltsam; die Leute machen so ein böses Gesicht, da muss doch was passiert sein, oder?"

Hinweise zur Graduierung

„leicht" Wahnstimmung darf nur zu geringem Leidensdruck oder geringen Beeinträchtigungen führen.
„schwer" Wahnstimmung führt zu erheblichem Leidensdruck oder erheblichen Beeinträchtigungen.

Abzugrenzende Merkmale

38 Wahndynamik
53 Derealisation
59 ratlos

34. Wahnwahrnehmung (S)

Definition

Einer an sich richtigen Wahrnehmung wird eine wahnhafte Bedeutung zugeschrieben, meist im Sinne der Eigenbeziehung, ohne dass hierfür ein rational oder emotional verständlicher Anlass besteht.

Erläuterungen und Beispiele

Bei den Wahnwahrnehmungen handelt es sich um einen *zweigliedrigen Vorgang:* Der erste Teil ist eine reale (richtige) Wahrnehmung, die dann aber wahnhaft interpretiert wird. Hier werden auch *„mnestische Wahnwahrnehmungen"* als besondere Form der Wahnerinnerung eingetragen (z. B. „Als Kind hatte ich eine Gabel, auf der eine Krone eingraviert war. Jetzt habe ich die Bedeutung begriffen, dass ich nämlich in Wirklichkeit fürstlicher Abstammung bin!"). Zudem werden hier auch *Personenverkennungen* markiert, sofern sie den Charakter einer Wahnwahrnehmung besitzen. Vor dem Beobachtungszeitraum aufgetretene und bis jetzt festgehaltene Wahnwahrnehmungen nennt man Wahngedanken; sie werden bei Merkmal 36 „Wahngedanken" abgebildet.

Beispiele: Wahnwahrnehmung

- Bei einem Spaziergang bemerkte ein Patient, wie ein Hund ihn anschaute und seine Pfote hob. Da wurde ihm klar: Er ist göttlicher Abstammung.
- Patient: „Mein Chef hat im Gespräch mit mir immer wieder seine linke Augenbraue hochgezogen. Da war mir klar, dass ich gekündigt werde!"
- Patientin: „Die Zeitungen, die Nachrichten im Fernsehen, selbst Ergebnisse meiner Internet-Recherchen sind voller Anspielungen auf mich. Jeder kennt mich. Ich bin berühmt."

Hinweise zur Graduierung

„leicht" Wahnwahrnehmungen dürfen nur zu geringem Leidensdruck oder geringen Beeinträchtigungen führen.

„schwer" Wahnwahrnehmungen führen zu erheblichem Leidensdruck oder erheblichen Beeinträchtigungen.

Abzugrenzende Merkmale

35 Wahneinfall
36 Wahngedanken
47 Illusionen

35. Wahneinfall (S)

Definition

Spontane, ohne erkennbaren Anlass aufgetretene wahnhafte Überzeugung.

Erläuterungen und Beispiele

Im Gegensatz zur Wahnwahrnehmung geht dem Wahneinfall *keine Wahrnehmung* voraus. Es handelt sich vielmehr um einen spontanen, d.h. neu auftretenden Gedanken, also einen rein kognitiven Vorgang, der nicht an Wahrnehmungen gebunden ist. Vor dem Beobachtungszeitraum aufgetretene und bis jetzt festgehaltene Wahneinfälle nennt man Wahngedanken. Sie werden bei Merkmal 36 „Wahngedanken" abgebildet. Hier wird auch der „mnestische Wahneinfall" als besondere Form der Wahnerinnerung markiert: Einem Patienten fällt plötzlich ein, dass er schon als Kind übernatürliche Kräfte gehabt habe.

Beispiele: Wahneinfall

- Patientin: „Gestern ist mir aufgegangen, dass ich den Friedensnobelpreis erhalte, weil ich die Supermächte telepathisch ausgesöhnt habe."
- Patient: „Heute Morgen ist mir plötzlich der Gedanke gekommen, dass mein Sohn gar nicht von mir stammt."
- In einem Gespräch beschuldigt ein Patient, der unter einem Verfolgungswahn leidet, den Untersucher plötzlich, auch zu den Verfolgern zu gehören.

Hinweise zur Graduierung

„leicht" Wahneinfälle dürfen nur zu geringem Leidensdruck oder geringen Beeinträchtigungen führen.

„schwer" Wahneinfälle führen zu erheblichem Leidensdruck oder erheblichen Beeinträchtigungen.

Abzugrenzende Merkmale

34 Wahnwahrnehmung
36 Wahngedanken

36. Wahngedanken (S)

Definition

Überdauernde wahnhafte Überzeugungen.

Erläuterungen und Beispiele

Wahngedanken gehen aus Wahneinfällen oder Wahnwahrnehmungen hervor. Es handelt sich also um verfestigte, über eine gewisse Zeit andauernde, wahnhafte Gedanken. Sie bilden die stabilen Elemente des wahnhaften Erlebens. Die den Wahngedanken vorausgehenden Wahnwahrnehmungen und/oder Wahneinfälle können zusammen mit Wahngedanken markiert werden, wenn sie im jeweiligen Beurteilungszeitraum aufgetreten sind.

Beispiele: Äußerungen, die auf *Wahngedanken* hinweisen können

- „Vor mehreren Monaten sind lauter gelbe ausländische Autos in der Stadt herumgefahren, die mich offensichtlich beobachtet haben. Das war kein Zufall. Seitdem weiß ich, dass sie mich dauernd im Visier haben."
- „Schon vor drei Jahren ist mir irgendwie klargeworden, und das weiß ich jetzt ganz genau, dass ich einer viel höheren Intelligenz angehöre und wahrscheinlich von dem Planeten Alpha Centauri abstamme."

Hinweise zur Graduierung

„leicht" Wahngedanken dürfen nur zu geringem Leidensdruck oder geringen Beeinträchtigungen führen.
„schwer" Wahngedanken führen zu erheblichem Leidensdruck oder erheblichen Beeinträchtigungen.

Abzugrenzende Merkmale

34 Wahnwahrnehmung
35 Wahneinfall

37. Systematisierter Wahn (S)

Definition

Grad der Verknüpfung (logisch oder auch paralogisch) einzelner Wahnelemente.

Erläuterungen und Beispiele

Im Rahmen eines Wahns werden wahnhafte Gedanken, aber oft auch Sinnestäuschungen, Ich-Störungen, manchmal auch nicht krankhafte veränderte Beobachtungen und Erlebnisse in unterschiedlichem Ausmaß miteinander verknüpft. Es werden zwischen den genannten einzelnen Phänomenen Verbindungen hergestellt, die oft einen kausalen oder finalen Charakter besitzen und vom Patienten als Beweise und Bestätigungen für seine Überzeugung angesehen werden. Es geht beim Symptom der Wahnsystematisierung nicht um die Anzahl der verschiedenen wahnhaften Gedanken (also die Vielgestaltigkeit des Wahns) und auch nicht darum, wie bizarr möglicherweise die einzelnen wahnhaften Vorstellungen sind. Hier wird vielmehr nur der *Grad der Verknüpfung* dieser Elemente untereinander festgehalten. Bei hoher Systematisierung berichtet der Patient eine zusammenhängende „Geschichte“, die logisch oder paralogisch sein kann, aber die einzelnen Erlebnisse und Wahrnehmungen hochgradig verknüpft. Bei Systematisierung müssen die Elemente, die verknüpft werden, zusätzlich markiert werden (z. B. andere Wahngedanken oder Sinnestäuschungen).

Beispiele: Äußerungen, die auf einen *systematisierten Wahn* hinweisen können

- „Ich glaube mein Chef hat mein Büro verwanzt, da er mit meiner Arbeitsleistung unzufrieden ist und mich überwachen möchte. Das habe ich an seinem kritischen Blick gemerkt. Eigentlich stimmt meine Leistung. Warum er mit mir unzufrieden ist, kann ich nicht sagen.“
- „Vor Jahren habe ich einmal Geld aus der Vereinskasse mitgenommen. Ein Vereinskollege hatte mich dabei beobachtet und das Geld dann aus seiner Tasche ersetzt. Deswegen ist das nie aufgefallen. Der Vereinskollege hat nun aber etwas

gegen mich in der Hand und tyrannisiert mich seither. Er nahm es mir übel, dass ich Vereinsvorsitzender geworden bin und nicht er."

- „Ich bin auf einem fernen Planeten geboren. Dort hat Gott mich und andere zu Heiligen ausgebildet. Dann hat er mich mit seinen Ufos auf die Erde gebracht, ich sollte die Menschen dort von den Halluzinationen befreien. Aber ich habe dann die Stimme des Teufels gehört, der mir immer wieder gesagt hat, dass meine Mission scheitern wird. Schließlich hat er mir alle meine Gedanken geraubt, und deswegen bin ich jetzt in der Klinik."

Hinweise zur Graduierung

„leicht" Zusammenhänge werden bloß vermutet, kausale Begründungen in Betracht gezogen, oder es werden nur einzelne Elemente miteinander verknüpft.

„schwer" Der Wahn ist weitgehend ausgebaut, strukturiert und „ausgereift". Es gibt wenige „offene Fragen". Skeptischen Entgegenhaltungen wird mit „Überzeugungsarbeit" begegnet.

Abzugrenzende Merkmale

Keine

38. Wahndynamik (SF)

Definition

Das Ausmaß der Affekte, die im Zusammenhang mit dem Wahn auftreten.

Erläuterungen und Beispiele

Für den Untersucher ergibt sich das Ausmaß der *affektiven Anteilnahme* am Wahngeschehen aus dem Verhalten des Patienten im Beurteilungszeitraum oder aus der Art, wie er den Wahn berichtet. Werden Wahngedanken mit nur geringer affektiver Beteiligung und wenig psychomotorischem Ausdruck vorgebracht, liegt eine geringe Wahndynamik vor. Beispielsweise gibt es bei langandauernden Schizophrenien manchmal ein eingeschliffenes „Herunterleiern“ von Wahngedanken ohne spürbare emotionale Beteiligung. In Abgrenzung zum Merkmal 61 „affektarm“ geht es hier nicht um die allgemeine Affektivität des Patienten, sondern nur um die mit den jeweiligen Wahnthemen verbundenen Affekte.

Beispiele: Wahndynamik

- Ein Patient sagt mit einem Lächeln, er sei Gott und könne das Schicksal der Welt beeinflussen, nimmt aber ohne Probleme seine Tabletten und geht ansonsten seiner Tätigkeit als Pförtner nach.
- Ein Patient mit einem depressiven Schuldwahn weint verzweifelt und klagt händeringend über seine Verfehlungen.
- Eine Patientin berichtet, dass sie aus Angst, von einem dämonischen Zirkel umgebracht zu werden, in die Klinik geflüchtet sei.

Hinweise zur Graduierung

„leicht“ Wahndynamik darf nur zu geringem Leidensdruck oder geringen Beeinträchtigungen führen.

„schwer“ Wahndynamik führt zu erheblichem Leidensdruck oder erheblichen Beeinträchtigungen.

Abzugrenzende Merkmale

33 Wahnstimmung

Vorbemerkungen

Ergeben sich nur Hinweise auf das Symptom 33 „Wahnstimmung“, entfallen weitere Einschätzungen, weil bei isolierter Wahnstimmung das Thema des Wahns ja noch nicht definiert ist. In allen anderen Fällen muss der Inhalt des Wahns (gegebenenfalls auch mehrere Inhalte) benannt werden.

39. Beziehungswahn (S)

Definition

Wahnhaftes Beziehen von Erlebnissen und Beobachtungen auf die eigene Person.

Erläuterungen und Beispiele

Der Patient fühlt sich im Mittelpunkt der gezielten Aufmerksamkeit seiner Umwelt. Selbst aus völlig unbedeutenden Ereignissen entnimmt er mit unerschütterlicher Gewissheit Signale, die ihn in ganz besonderer Weise angehen. Das Gespräch anderer Menschen bezieht er auf sich, das flüchtige Gestreiftwerden vom Blick eines zufällig begegnenden Fremden bedeutet, dass dieser dem Patienten eine wichtige Botschaft übermittelt.

Eine Bezugnahme der wahnhaft erlebten Ereignisse auf sich selbst kommt bei vielen Wahnthemen vor. So steht zum Beispiel beim Verfolgungswahn die erlebte Bedrohung natürlich in Bezug zum Patienten. Wenn in diesem Sinne kein isolierter Beziehungswahn besteht, sondern der Bezugsaspekt Element eines anderen Wahns (z.B. eines Verfolgungswahns) ist, soll nur dieser kodiert werden. Bezugserlebnisse, die nicht wahnhafter Natur sind, werden unter ZP3 „Beziehungsideen“ abgebildet.

Beispiele: Beziehungswahn

- Ein Patient berichtet, dass er gelegentlich von seiner Nachbarin ganz eigenartig gemustert werde. Weder in der Familie noch an seiner Arbeitsstelle ist es zu ähnlichen Beobachtungen gekommen. Seinen familiären und beruflichen Aufgaben kommt er ohne Einschränkung nach.
- Eine Patientin kommt in die Sprechstunde in Berlin und berichtet, dass ihr aufgefallen sei, dass alle Nummernschilder der Autos „auf sie umgestellt“ worden seien: „Überall stand da B – wie Brigitte“.
- Eine Patientin berichtet, dass andere Leute durch das Radio und den Fernseher mit persönlichen Botschaften zu ihr sprechen würden.

Hinweise zur Graduierung

„leicht“ Ein Beziehungswahn darf nur zu geringem Leidensdruck oder geringen Beeinträchtigungen führen.
„schwer“ Ein Beziehungswahn führt zu erheblichem Leidensdruck oder erheblichen Beeinträchtigungen.

Abzugrenzende Merkmale

27 Misstrauen

40. Beeinträchtigungs- und Verfolgungswahn (S)

Definition

Der Patient erlebt sich wahnhaft als Ziel von Feindseligkeiten.

Erläuterungen und Beispiele

Der Patient wähnt sich bedroht, gekränkt, beleidigt, verspottet oder verhöhnt. Er weiß, dass man nach seinem Hab und Gut, nach seiner Gesundheit oder gar nach seinem Leben trachtet. Nicht nur der Bericht über eine eigentliche Verfolgung wird hier vermerkt. Der Patient kann vielmehr auf verschiedene Arten wahnhaft davon überzeugt sein, dass er bedroht, gekränkt, beleidigt, verspottet oder verhöhnt wird. Hier wird, wenn die Wahnkriterien erfüllt sind, auch der *Querulantenwahn* eingetragen als eine besondere Form des Beeinträchtigungswahns, weil dabei in der Regel aus einer wahnhaft erlebten Kränkung oder Bedrohung ein Kampf ums Recht und die Beendigung dieser Bedrohung für den Patienten beherrschend wird.

Beispiele: Beeinträchtigungs- und Verfolgungswahn

- Ein Patient fühlt sich durch einen Spionagering verfolgt, kann aber problemlos seiner Arbeit nachgehen und ist sozial nicht weiter auffällig.
- Patient: „Mit einem großen Radioteleskop überwachen die Psychologen mich auf Schritt und Tritt. Mit Videokameras filmen sie alle meine Bewegungen und verwenden es dann gegen mich. Sie wollen mich in den Selbstmord treiben.“

Hinweise zur Graduierung

„leicht“ Ein Beeinträchtigungs- und Verfolgungswahn darf nur zu geringem Leidensdruck oder geringen Beeinträchtigungen führen.

„schwer“ Ein Beeinträchtigungs- und Verfolgungswahn führt zu erheblichem Leidensdruck oder erheblichen Beeinträchtigungen.

Abzugrenzende Merkmale

27 Misstrauen

41. Eifersuchtswahn (S)

Definition

Wahnhafte Überzeugung, vom Lebenspartner betrogen und hintergangen zu werden.

Erläuterungen und Beispiele

Patienten sind unerschütterlich davon überzeugt, dass ihr Partner eine sexuelle Beziehung zu einer anderen Person aufgenommen hat oder aufnehmen will, obwohl es dafür keine objektiven Anhaltspunkte gibt. An sich unbedeutende Ereignisse oder Beobachtungen werden häufig als Beweise für die Untreue des Partners präsentiert.

Beispiele: Eifersuchtswahn

- Ein Patient ist wahnhaft von der Untreue seiner Frau überzeugt, lebt aber weiterhin mit ihr zusammen, ohne dass es zu häufigen Auseinandersetzungen über dieses Thema kommt.
- Eine Frau ist überzeugt, dass ihr Ehemann sexuelle Beziehungen mit mehreren Frauen hat. Sie stellt diese Frauen öffentlich immer wieder zur Rede, beschimpft sie und hat bereits mehrere Anzeigen wegen Rufschädigung erhalten.

Hinweise zur Graduierung

„leicht" Ein Eifersuchtswahn darf nur zu geringem Leidensdruck oder geringen Beeinträchtigungen führen
„schwer" Ein Eifersuchtswahn führt zu erheblichem Leidensdruck oder erheblichen Beeinträchtigungen.

Abzugrenzende Merkmale

27 Misstrauen

42. Schuldwahn (S)

Definition

Wahnhafte Überzeugung, etwas falsch gemacht und Schuld auf sich geladen zu haben.

Erläuterungen und Beispiele

Der Patient ist wahnhaft davon überzeugt, einen unverzeihlichen und nicht wiedergutzumachenden Fehler begangen zu haben. Diese Fehler können sowohl gegen individuelle als auch gegen gesellschaftliche oder religiöse Normen gerichtet sein. Im Rahmen eines Schuldwahns kommt es häufig auch zu der Überzeugung, für das eigene Verhalten bestraft zu werden. Nicht selten wird tatsächliches geringfügiges Fehlverhalten aus der Vergangenheit in völlig unangemessener Weise wahnhaft überbewertet.

Beispiele: Schuldwahn

- Ein Patient ist überzeugt, gegen viele göttliche Gebote verstoßen zu haben, so dass er sicher ist, nach seinem Tod einmal in die Hölle zu kommen. Gleichzeitig beteiligt er sich gerne und ausgiebig an Gruppenaktivitäten und freut sich über Gewinne bei Gesellschaftsspielen.
- Patient: „Vor 30 Jahren habe ich einmal 10 Briefmarken aus dem Büro mitgenommen, das hätte ich auf keinen Fall ma chen dürfen. Jetzt ist man dahintergekommen, und jetzt wird

man mich bestimmt zur Rechenschaft und Verantwortung ziehen, die Polizei ist sicher schon an der Sache dran."

- Patientin: „Ich hätte niemals dem Verkauf des Hauses zustimmen dürfen, das war auf jeden Fall falsch. Wenn die Kinder dies erfahren, werden sie nie wieder etwas mit mir zu tun haben wollen; aber ich habe es ja auch nicht besser verdient, das ist jetzt die Strafe, alles ist aus."

Hinweise zur Graduierung

„leicht" Ein Schuldwahn darf nur zu geringem Leidensdruck oder geringen Beeinträchtigungen führen.

„schwer" Ein Schuldwahn führt zu erheblichem Leidensdruck oder erheblichen Beeinträchtigungen.

Abzugrenzende Merkmale

73 Schuldgefühle

43. Verarmungswahn (S)

Definition

Wahnhafte Überzeugung, nicht genug Mittel zum Lebensunterhalt zu haben oder bald in diese Situation zu kommen.

Erläuterungen und Beispiele

Patienten mit einem Verarmungswahn sind davon überzeugt, ihnen stehe der finanzielle Ruin bevor. Häufig äußern sie, eine notwendige Behandlung, Schulden oder laufende Lebenshaltungskosten nicht mehr bezahlen zu können. Nicht selten werden auch Familienangehörige in diese finanzielle Katastrophe miteinbezogen, und der Patient ist davon überzeugt, auch deren Vermögen gehe verloren.

Beispiele: Verarmungswahn

- Ein Patient befürchtet immer wieder, dass seine Krankenkasse den Krankenhausaufenthalt nicht zahlen werde, er für

die Kosten selber aufkommen müsse und er schlussendlich zum Sozialfall werde. Durch eine schriftliche Kostenzusage der Krankenkasse ist er nicht vom Gegenteil zu überzeugen.
- Obwohl ein Patient mehrere tausend Euro auf seinem Konto hat und regelmäßig eine Rente bezieht, äußert er, dass er über keinerlei finanzielle Mittel mehr verfüge und sich nichts mehr leisten könne. In seinem Haus hat er die Hauptsicherung herausgedreht, um Strom zu sparen. Die Heizung hat er ebenfalls ausgeschaltet, und Wasser nutzt er nur noch zum Trinken. Nahrungsmittel kauft er kaum noch ein. Als der Notarzt ihn in seiner Wohnung auffindet, ist er in einem abgemagerten und verwahrlosten Zustand.

Hinweise zur Graduierung

„leicht“ Ein Verarmungswahn darf nur zu geringem Leidensdruck oder geringen Beeinträchtigungen führen.

„schwer“ Ein Verarmungswahn führt zu erheblichem Leidensdruck oder erheblichen Beeinträchtigungen.

Abzugrenzende Merkmale

74 Verarmungsgefühle

44. Hypochondrischer Wahn (S)

Definition

Wahnhafte Überzeugung, schwer krank zu sein.

Erläuterungen und Beispiele

Hier sind körperliche und seelische Erkrankungen gemeint. Inhalt dieses Wahns können konkrete Krankheiten wie beispielsweise Krebs, AIDS oder Demenz sein. Manchmal sind Patienten auch nur überzeugt, bald an einer schweren Krankheit sterben zu müssen, ohne diese genauer beschreiben zu können und ohne, dass es dafür Anhaltpunkte gibt. Tatsächliche Krankheit schließt einen darüber hinausgehenden hypochondrischen Wahn nicht aus, denn es geht auch hier um die wahnhafte Art der erlebten Sorge.

Beispiele: Hypochondrischer Wahn

- Eine Patientin äußert wiederholt die wahnhafte Vorstellung, an Darmkrebs zu leiden. Eine Vorstellung beim Arzt möchte sie jedoch nicht, und auch sonst scheint sie kaum durch ihren Wahn beeinträchtigt.
- Wegen der wahnhaften Vorstellung, an Demenz erkrankt zu sein, lässt sich ein Patient von verschiedenen Neurologen immer wieder untersuchen und denkt an Suizid.

Hinweise zur Graduierung

„leicht“	Ein hypochondrischer Wahn darf nur zu geringem Leidensdruck oder geringen Beeinträchtigungen führen.
„schwer“	Ein hypochondrischer Wahn führt zu erheblichem Leidensdruck oder erheblichen Beeinträchtigungen.

Abzugrenzende Merkmale

28 Hypochondrie
51 Körperhalluzinationen

45. Größenwahn (S)

Definition

Wahnhafte Selbstüberschätzung und Selbstüberhöhung.

Erläuterungen und Beispiele

Der Patient ist der wahnhaften Überzeugung, anderen Menschen eindeutig überlegen zu sein. Dies kann sich auf Intelligenz, Schönheit, Reichtum, Begabung, Abstammung, besondere Fähigkeiten und vieles andere mehr beziehen.

Beispiele: Größenwahn

- Ein Patient berichtet: „Ja, ich bin Gott und Herrscher über ein Heer von 144.000 himmlischen Kriegern."
- Ein anderer Patient wähnt sich als Teufel, der die Macht habe, alle Menschen vom rechten Weg abzubringen.
- Patient: „Ich verfüge über eine Superintelligenz und habe die Aufgabe, die kriegsführenden Länder zu versöhnen!"
- Ein mäßig erfolgreicher Komponist betritt unaufgefordert das Büro des Operndirektors und verkündet diesem in herrischem Ton, dass er selbst wegen seiner großartigen Kompositionen zum unmittelbaren Nachfolger ernannt wurde.

Hinweise zur Graduierung

„leicht" Ein Größenwahn darf nur zu geringem Leidensdruck oder geringen Beeinträchtigungen führen.

„schwer" Ein Größenwahn führt zu erheblichem Leidensdruck oder erheblichen Beeinträchtigungen.

Abzugrenzende Merkmale

72 gesteigertes Selbstwertgefühl

46. Andere Wahninhalte (S)

Definition

Wahnthemen, die nicht zu den oben genannten Inhalten passen.

Erläuterungen und Beispiele

Grundsätzlich kann jedes Lebensthema wahnhaft verarbeitet werden, d.h. Wahn kann sich in vielen unterschiedlichen Inhalten äußern, die über die bisher genannten Themen hinausgehen. Sie werden hier abgebildet und sollten beispielsweise in einem Arztbrief oder der Krankengeschichte dann explizit beschrieben werden. Abgebildet werden sollte hier z.B. ein nihilistischer Wahn, bizarrer Wahn, Liebeswahn oder Schwangerschaftswahn.

Beispiele: Andere Wahninhalte

- Eine Patientin ist wahnhaft überzeugt, schwanger zu sein.
- Ein Patient ist der wahnhaften Überzeugung, auf einem fremden Planeten geboren zu sein.
- Eine Patientin ist überzeugt davon, dass alle Menschen aus allen Ländern in verkleinertem Maßstab in ihrer Leber leben.
- Wahnhafte Überzeugung, dass eine mächtige Organisation die Vereinigung aller Völker und Staaten plane, ohne dass dem Patienten dabei eine besondere Aufgabe oder ein besonderes Wissen zukommt.
- Ein Patient ist überzeugt davon, letzte Nacht auf einem anderen Planeten und dort auf einer Versammlung extraterrestrischer Wesen gewesen zu sein.
- Ein Betroffener ist der festen Überzeugung, dass eine ehemalige Arbeitskollegin in ihn verliebt ist, obwohl sie schon ein Näherungsverbot erwirkt hat und er wegen Stalking verurteilt wurde. In der Zeitung gibt er dessen ungeachtet eine Hochzeitsanzeige auf.

Hinweise zur Graduierung

„leicht“ Andere Wahnthemen dürfen nur zu geringem Leidensdruck oder geringen Beeinträchtigungen führen

„schwer“ Andere Wahnthemen führen zu erheblichem Leidensdruck oder erheblichen Beeinträchtigungen.

Abzugrenzende Merkmale

54 Depersonalisation
55 Gedankenausbreitung
56 Gedankenentzug
57 Gedankeneingebung
58 andere Fremdbeeinflussungserlebnisse

2.8 Sinnestäuschungen

Vorbemerkungen

Obwohl das Erkennen von Sinnestäuschungen im klinischen Alltag im Allgemeinen keine großen Probleme macht, ist eine umfassende Definition sehr schwierig und berührt grundlegende Fragen von menschlicher Wahrnehmung und Erkenntnis.

In diesem Kapitel werden *drei Arten von Sinnestäuschungen* abgebildet: Illusionen, Halluzinationen und Pseudohalluzinationen.

Als Unterscheidungskriterium zwischen *Illusionen* und *Halluzinationen* dient das Vorhandensein einer Reizquelle. Bei Illusionen ist eine solche vorhanden, bei Halluzinationen nicht.

Auch *Pseudohalluzinationen,* bei denen der Patient den Trugcharakter seiner Wahrnehmungen erkennt, werden bei Halluzinationen abgebildet. Pseudohalluzinationen als Ausdruck von Intrusionen oder Nachhallerinnerungen (Flashbacks) werden nur unter Merkmal 14 „Paramnesien" abgebildet.

Es kann auf sämtlichen Sinnesgebieten halluziniert werden, häufig auf mehreren Sinnesgebieten zugleich.

47. Illusionen (S)

Definition

Verkennung (verfälschte Wahrnehmung) von realen Gegenständen, Geräuschen oder Personen.

Erläuterungen und Beispiele

Bei der Illusion werden Gegenstände, Geräusche oder Personen unmittelbar verkannt (im Gegensatz zur Wahnwahrnehmung, bei der die Wahrnehmung korrekt ist, dieser aber eine wahnhafte Bedeutung beigemessen wird).

Beispiele: Illusionen

- Musterungen in der Tapete verwandeln sich zu Gesichtern, die den Betroffenen jedoch nicht weiter belasten.
- Der ängstliche Mensch verkennt im nächtlichen Wald Büsche als drohende Gestalten.
- Das Geräusch von vorbeifahrenden Autos wird als Rollen von Panzerkolonnen wahrgenommen und löst panische Ängste aus.

Hinweise zur Graduierung

„leicht“ Die Illusionen dürfen nur zu geringem Leidensdruck oder geringen Beeinträchtigungen führen.
„schwer“ Die Illusionen führen zu erheblichem Leidensdruck oder erheblichen Beeinträchtigungen.

Abzugrenzende Merkmale

34 Wahnwahrnehmung
48 Stimmenhören
49 andere akustische Halluzinationen
50 optische Halluzinationen
51 Körperhalluzinationen
52 Geruchs- und Geschmackshalluzinationen

48. Stimmenhören (S)

Definition

Hören von artikulierten Stimmen ohne eine entsprechende Reizquelle.

Erläuterungen und Beispiele

Die Stimmen *(Phoneme)* können den Patienten direkt ansprechen, ihm Befehle geben (imperative Stimmen), sein Handeln kommentieren oder in Rede und Gegenrede über ihn sprechen. Die Stimmen müssen nicht immer von außen wahrgenommen werden, sondern können als fremde (!) Stimme auch im eigenen Körper leibhaftig gehört werden. Auch das „laute Hören“ eigener Gedanken wird hier abgebildet. Wenn die Zusatzsymptome verwendet werden, ist für dieses Phänomen auch das Merkmal ZP6 „Gedankenlautwerden“ zu markieren. Werden unverständliche oder unartikulierte Lautäußerungen halluziniert (z. B. Stöhnen, Seufzen, unverständliches Murmeln), werden diese beim Merkmal 49 „andere akustische Halluzinationen“ abgebildet.

Beispiele: Äußerungen, die auf *Stimmenhören* hinweisen können

- „Immer wieder höre ich zwischendurch die Stimmen zweier Männer, die sich über mich unterhalten. Ich gebe da aber gar nichts mehr drauf, weil es ja belanglose Sachen sind, worüber die reden."
- „Ich konnte diese dauernden Beschimpfungen nicht mehr aushalten. Es war zwar niemand da, aber ich habe deutlich gehört, wie sie sich ständig über mich lustig gemacht und mich beschimpft haben. Irgendwann wollte ich meine Ruhe haben und habe dann Tabletten genommen."
- „Warum ich aus dem Fenster gesprungen bin? Eine Geisterstimme hat mir gesagt, dass ich ein Bote bin und eine Mission habe und fliegen kann."

Hinweise zur Graduierung

„leicht" Das Stimmenhören darf nur zu geringem Leidensdruck oder geringen Beeinträchtigungen führen.
„schwer" Das Stimmenhören führt zu erheblichem Leidensdruck oder erheblichen Beeinträchtigungen.

Abzugrenzende Merkmale

47 Illusionen
49 andere akustische Halluzinationen
55 Gedankenausbreitung

49. Andere akustische Halluzinationen (S)

Definition

Hören von Geräuschen ohne eine entsprechende Reizquelle.

Erläuterungen und Beispiele

Akustische Halluzinationen, die *nicht als Sprache* wahrgenommen werden (z. B. Klirren, Klingeln, Zischen, Seufzen, Stöhnen), werden hier abgebildet und auch als *Akoasmen* bezeichnet.

Beispiele: Äußerungen, die auf *andere akustische Halluzinationen* hinweisen können

- „Ich habe gestern Abend wie aus weiter Ferne im Garten der Klinik ein Orchester spielen hören."
- „Ganz deutlich habe ich ein Stöhnen und Seufzen aus der Wand gehört."
- „Ich höre immer ein Klicken im Kopf, und jedes Mal werde ich intelligenter."

Hinweise zur Graduierung

„leicht" Die anderen akustischen Halluzinationen dürfen nur zu geringem Leidensdruck oder geringen Beeinträchtigungen führen.

„schwer" Die anderen akustischen Halluzinationen führen zu erheblichem Leidensdruck oder erheblichen Beeinträchtigungen.

Abzugrenzende Merkmale

47 Illusionen
48 Stimmenhören

50. Optische Halluzinationen (S)

Definition

Visuelle Wahrnehmung ohne eine entsprechende Reizquelle.

Erläuterungen und Beispiele

Es werden beispielsweise Lichtblitze, Muster, Gegenstände, Personen oder ganze Szenen gesehen, ohne dass diese vorhanden sind. Hier wird auch das sogenannte *Doppelgängererlebnis* (Heautoskopie, d.h. die eigene Gestalt zu sehen) abgebildet.

Beispiele: Äußerungen, die auf *optische Halluzinationen* hinweisen können

- „Ich habe gestern kurzfristig und undeutlich das Antlitz der Madonna gesehen."

- „Und da habe ich plötzlich – mitten in Zürich – eine Armee von Soldaten mit lauter Goldhelmen auf mich zukommen sehen.“
- „Der ganze Raum war mit Lichtblitzen und bunten Vierecken angefüllt.“
- „In meinem Zimmer ist überall Ungeziefer herumgekrabbelt, ich war erst ganz starr vor Ekel, ich konnte da nicht mehr bleiben.“

Hinweise zur Graduierung

„leicht“ Die optischen Halluzinationen dürfen nur zu geringem Leidensdruck oder geringen Beeinträchtigungen führen.

„schwer“ Die optischen Halluzinationen führen zu erheblichem Leidensdruck oder erheblichen Beeinträchtigungen.

Abzugrenzende Merkmale

47 Illusionen

51. Körperhalluzinationen (S)

Definition

Taktiles Wahrnehmen oder Störungen des Leibempfindens ohne eine entsprechende Reizquelle.

Erläuterungen und Beispiele

Unter Körperhalluzinationen können hier zwei verschiedene Phänomene abgebildet werden:

a) *Taktile Halluzinationen,* die den *Hautsinn* betreffen.

b) *Störungen des Leibempfindens* (Coenästhesien). Qualitativ abnorme, neu- und fremdartige sowie häufig negativ getönte Leibsensationen. Sie sind von den Patienten oft schwer oder manchmal nur mit bizarren Vergleichen beschreibbar. Sie können gleichförmig und streng umschrieben, aber auch häufig wechselnd in Qualität und Ausdehnung sein. Wenn sie als von außen gemacht beschrieben werden, ist zusätzlich Merkmal 58 „andere Fremdbeeinflussungserlebnisse" zu markieren.

Beispiele: Äußerungen, die auf *taktile Halluzinationen* hinweisen können

- „Da habe ich gespürt, wie sich eine kalte, behaarte Hand auf meinen Körper legte; ganz deutlich habe ich die fünf Finger gespürt. Es war eine ganz raue Hand."
- „Plötzlich ist mir eiskaltes Wasser über den Rücken gelaufen. Als ich nachgesehen habe, war die Haut aber ganz trocken."
- „Auf einmal konnte ich lauter kleine Kristalle zwischen den Fingern tasten, sie waren zum Teil rund, zum Teil aber auch länglich."
- „Ich habe meine Arme in Alufolie gewickelt, weil sie von den Strahlen so sehr brennen."

Beispiele: Äußerungen, die auf *Störungen des Leibempfindens* hinweisen können

- „Hin und wieder ist so ein merkwürdiges Ziehen im Kopf, so als ob sich das Gehirn teilt."
- „Elektrischer Strom fließt durch meinen Bauch; das Herz und der Darm ziehen sich zusammen. In meinem Kopf schwappt das Gehirn hin und her."
- „Im Hoden ist so ein eigenartiges Ziehen, als ob eine Eisenkugel daran hängt."

Hinweise zur Graduierung

„leicht" Die Körperhalluzinationen dürfen nur zu geringem Leidensdruck oder geringen Beeinträchtigungen führen.

„schwer" Die Körperhalluzinationen führen zu erheblichem Leidensdruck oder erheblichen Beeinträchtigungen.

Abzugrenzende Merkmale

44 Hypochondrischer Wahn
47 Illusionen

52. Geruchs- und Geschmackshalluzinationen (S)

Definition

Geschmacks- und Geruchswahrnehmungen ohne eine entsprechende Reizquelle.

Erläuterungen und Beispiele

Geruchs- und Geschmackshalluzinationen sind Wahrnehmungen der Geruchs- oder Geschmackssensoren. Im Mund breitet sich ein bestimmter (meist unangenehmer) Geschmack aus, ohne dass der Patient etwas gegessen oder getrunken hat. Geruchs- und Geschmackshalluzinationen treten häufig zusammen auf oder gehen phänomenologisch ineinander über.

Beispiele: Äußerungen, die auf *Geruchs- und Geschmackshalluzinationen* hinweisen können

- „Letzte Woche hat es einmal ein bisschen nach Verwesung gerochen, ich habe mir kurz überlegt, wo das herkommen könnte."
- „Auf einmal hatte ich einen richtig fauligen Geschmack im Mund."
- „Plötzlich hat es komisch gerochen; es war ganz merkwürdig, weil es sonst keiner gemerkt hat."
- „Ich habe alle Ritzen an Fenstern und Türen zugestopft, damit das Gas, das ich rieche, nicht in die Wohnung kommt. Es hat alles nichts genutzt."

Hinweise zur Graduierung

„leicht" Die Geruchs- oder Geschmackshalluzinationen dürfen nur zu geringem Leidensdruck oder geringen Beeinträchtigungen führen.

„schwer" Die Geruchs- und Geschmackshalluzinationen führen zu erheblichem Leidensdruck oder erheblichen Beeinträchtigungen.

Abzugrenzende Merkmale

34 Wahnwahrnehmung
47 Illusionen

2.9 Ich-Störungen

Vorbemerkungen

Unter Ich-Störungen werden Erlebensweisen abgebildet, bei denen es zu *Störungen der Ich-Umwelt-Grenze* oder zu *Störungen des personalen Einheitserlebens* kommt. Ebenso zählen dazu Erlebensweisen, in denen körperliche Vorgänge sowie das eigene Denken, Fühlen oder Handeln als von außen gelenkt und beeinflusst empfunden werden.

53. Derealisation (S)

Definition

Die Umgebung oder das Zeiterleben werden unwirklich verändert erfahren; die Vertrautheit geht verloren.

Erläuterungen und Beispiele

Personen, Gegenstände und Umgebung erscheinen unwirklich, fremdartig oder auch räumlich verändert. Dadurch wirkt die Umwelt z.B. unvertraut, sonderbar oder gespenstisch. Die Sinneseindrücke können intensiver oder abgeschwächt sein. Derealisation (Entfremdungserleben) kann in Wahnstimmung eingebettet sein.

Beispiele: Äußerungen, die auf eine *Derealisation* hinweisen können

- „In solchen Momenten klingen die Geräusche manchmal etwas gedämpft, als ob ich Watte in den Ohren hätte; oder ich sehe dann vieles wie durch eine leicht beschlagene Brille. Schlimm ist es nicht, aber schon ein bisschen störend."
- „Ich saß auf der Party und habe alles wie in Zeitlupe erlebt. Und der Geschmack war anders, alles so fad, wie aus Pappe."
- „Es war total unheimlich, ich fühlte mich wie in einem Film, alles war fremd und wirkte irgendwie künstlich."
- „Ich habe immer wieder das Gefühl, dass ich gar nicht auf dieser Welt bin, alles ist in diesen Momenten so fremd".

Hinweise zur Graduierung

„leicht“ Derealisation darf nur zu geringem Leidensdruck oder geringen Beeinträchtigungen führen.
„schwer“ Derealisation führt zu erheblichem Leidensdruck oder erheblichen Beeinträchtigungen.

Abzugrenzende Merkmale

4 Bewusstseinsverschiebung
33 Wahnstimmung
36 Wahngedanken
47 Illusionen

54. Depersonalisation (S)

Definition

Der Betroffene erlebt sich selbst als fremd, unwirklich, verändert oder wie eine andere Person.

Erläuterungen und Beispiele

Diese Störung kann flüchtig sein oder über längere Zeit bestehen bleiben. Die Betroffenen erleben wichtige Bereiche ihrer Person als fremdartig und unverständlich verändert. Hierher gehört auch das Erleben der Veränderung körperlicher Merkmale (z. B. größere Extremitäten oder das Erleben der Nichtzugehörigkeit von Extremitäten oder Organen zur eigenen Person).

Die Phänomene *Transitivismus* (anderen Personen eigene Erlebnisse und Verhaltensweisen zuschreiben) und *Appersonierung* (Beobachtungen z. B. bei anderen Menschen werden am eigenen Körper erlebt) werden hier auch markiert. Nicht gemeint ist das nachvollziehbare Sich-verändert-Fühlen durch die Erkrankung oder „pseudophilosophische“ Hinweise auf das ständige Sichverändern.

Beispiele: Äußerungen, die auf eine *Depersonalisation* hinweisen können

- „Und dann habe ich für Momente so ein bisschen ein unangenehmes Gefühl, mehr wie eine Ahnung, als ob meine Gefühle, meine Gedanken, meine Erinnerungen gar nicht mehr zu mir gehören, gar kein Teil von mir sind."
- „In den Angstattacken spüre ich meinen Körper nicht mehr, er fühlt sich an, als gehöre er nicht mehr zu mir."
- „In der Depression bin ich wie eine abgeschaltete Maschine, wie ein kaputter Automat. Ich existiere dann gar nicht mehr. Ich bin tot. Ich fühle mich als gar nichts. Mein Ich ist tot, ich bin wie eine Leiche. Ich kann mich dann überhaupt nicht bewegen und kriege kein Wort heraus."
- „Wo andere ihr Gehirn haben, habe ich ein großes, schwarzes Loch."
- „Manchmal geht es mir so, als wenn ich mich von außen wie einen Gegenstand betrachte."
- „Ja, ja, ich sehe den Arm, der da an mir hängt. Aber das ist nicht mein Arm."

Hinweise zur Graduierung

„leicht" Depersonalisation darf nur zu geringem Leidensdruck oder geringen Beeinträchtigungen führen

„schwer" Depersonalisation führt zu erheblichem Leidensdruck oder erheblichen Beeinträchtigungen.

Abzugrenzende Merkmale

8 Orientierungsstörung über die eigene Person
34 Wahnwahrnehmung

55. Gedankenausbreitung (S)

Definition

Betroffene erleben, dass die Gedanken sich über die eigenen Körpergrenzen hinweg ausbreiten, andere Personen daran Anteil haben und diese wissen, was die Betroffenen denken.

Erläuterungen und Beispiele

Der Patient erlebt, dass andere Personen an seinen Gedanken unmittelbar teilhaben. Gedanken breiten sich außerhalb des Kopfes aus und sind dadurch anderen zugänglich, was manchmal auch als Gedankenlesen bezeichnet wird. Das Phänomen des „Gedankenlautwerdens", also das Erlebnis, dass die eigenen Gedanken laut gehört werden, wird unter ZP6 „Gedankenlautwerden" eingetragen. Befürchtungen eines Patienten, dass andere Menschen sein Befinden erkennen könnten (metaphorisch: „Man sieht mir an, wie es mir geht"), sind hier nicht gemeint.

Beispiele: Äußerungen, die auf *Gedankenausbreitung* hinweisen können

- „Hin und wieder spüre ich – aber immer nur kurz –, wie sich ein Gedanke einfach so aus meinem Kopf löst und die anderen dann sofort wissen, was ich gerade gedacht habe."
- „Es muss so etwas wie Telepathie sein, denn ich bekomme ganz passende Antworten, obwohl ich gar nichts gesagt, sondern nur etwas gedacht habe".
- „Alle in der Stadt lesen meine Gedanken mit. Ich kann nichts mehr geheim halten. Deswegen gehe ich nicht mehr zur Arbeit und nur noch nachts raus, wenn alle schlafen."

Hinweise zur Graduierung

„leicht"	Gedankenausbreitung darf nur zu geringem Leidensdruck oder geringen Beeinträchtigungen führen.
„schwer"	Gedankenausbreitung führt zu erheblichem Leidensdruck oder erheblichen Beeinträchtigungen.

Abzugrenzende Merkmale

27 Misstrauen
40 Beeinträchtigungs- und Verfolgungswahn
56 Gedankenentzug

56. Gedankenentzug (S)

Definition

Der Betroffene erlebt, dass ihm die Gedanken weggenommen oder „abgezogen" werden.

Erläuterungen und Beispiele

Bei diesem Erleben geht es nicht um die Ausbreitung der eigenen Gedanken nach außen (Merkmal 55 „Gedankenausbreitung"), sondern darum, dass die eigenen Gedanken von anderen weggenommen wurden, also dass sie den Betroffenen nicht mehr verfügbar sind. Gedanken werden aus dem Kopf herausgenommen, so dass der Betroffene keine eigenen Gedanken mehr hat.

Beispiele: Äußerungen, die auf *Gedankenentzug* hinweisen können

- „Es war einmal in der Kirche: Ich wollte beten, da merkte ich plötzlich, wie der Teufel mir einen Gedanken wegnahm. Aber mehr hat er nicht geschafft."
- „Da, wo meine Gedanken waren, ist jetzt ein großes schwarzes Loch. Alle meine Gedanken hat mir meine erste Freundin weggenommen. Das soll sie mir irgendwann büßen."
- „Es fühlt sich an, als ob ein Staubsauger an meinen Kopf gelegt wird. Ich spüre richtig, wie mir die Gedanken herausgesaugt werden. Es tut wahnsinnig weh. Und dann dauert es wieder lange, bis ein neuer Gedanke entstehen kann. Und so geht es immer weiter. Das ist eine einzige Quälerei."

Hinweise zur Graduierung

„leicht"	Gedankenentzug darf nur zu geringem Leidensdruck oder geringen Beeinträchtigungen führen.
„schwer"	Gedankenentzug führt zu erheblichem Leidensdruck oder erheblichen Beeinträchtigungen.

Abzugrenzende Merkmale

24 gesperrt/Gedankenabreißen

57. Gedankeneingebung (S)

Definition

Die Betroffenen erleben ihre Gedanken und Vorstellungen auf unnatürliche Weise beeinflusst, gemacht, gelenkt, gesteuert, eingegeben oder aufgedrängt.

Erläuterungen und Beispiele

Der Betroffene erlebt Gedanken nicht als seine eigenen. Er berichtet ein für ihn fremd- und neuartiges Erleben der Gedankenbeeinflussung oder -eingebung (z. B. durch fremde Mächte oder mittels Telepathie), das er klar von früheren und nachvollziehbaren Alltagserfahrungen unterscheiden kann. Nicht gemeint ist die umgangssprachliche Redewendung, mit der ein guter Einfall, eine plötzliche Idee bezeichnet wird („Ich hatte eine gute Eingebung"). Vielmehr geht es um das Erleben, fremde Gedanken zu denken oder dass die eigenen Gedanken von außen beeinflusst werden, die Kontrolle über sie also verloren gegangen ist.

Beispiele: Äußerungen, die auf *Gedankeneingebung* hinweisen können

- „Sie hypnotisieren mir hin und wieder Gedanken in den Kopf, die gar nicht meine sind. Das merkt mir aber keiner an, weil ich solche fremden Gedanken gut beiseiteschieben kann."
- „Sie können meine Gedanken mit ihren Gedanken synchronisieren, so dass ich wie ein Teil eines großen anderen Gehirns bin."
- „Sie machen mit ihren modernen Geräten, dass mir immer wieder böse Gedanken in den Kopf kommen, obwohl ich das gar nicht will. Ich kann mich auf nichts anderes mehr konzentrieren."

Hinweise zur Graduierung

„leicht"	Gedankeneingebung darf nur zu geringem Leidensdruck oder geringen Beeinträchtigungen führen.
„schwer"	Gedankeneingebung führt zu erheblichem Leidensdruck oder erheblichen Beeinträchtigungen.

Abzugrenzende Merkmale

30 Zwangsdenken
48 Stimmenhören

58. Andere Fremdbeeinflussungserlebnisse (S)

Definition

Gefühle, Intentionen, Verhalten oder Körperfunktionen werden nicht als eigene, sondern als gemacht erlebt.

Erläuterungen und Beispiele

Die Betroffenen berichten ein für sie fremd- und neuartiges Erleben der unmittelbaren Fremdbeeinflussung, das sie klar von früheren und nachvollziehbaren Alltagserfahrungen unterscheiden können. Im Extremfall geben Patienten an, dass alle Aktivitäten, die sie machen, nicht ihre eigenen sind, sondern von außen veranlasst werden. Die häufige Äußerung, allgemein durch die Medien, die Gesellschaft oder die Eltern beeinflusst zu werden, ist hier nicht gemeint. Alle Fremdbeeinflussungserlebnisse, die Gedanken betreffen, sind unter Gedankenausbreitung, -entzug oder -eingebung zu kodieren.

Beispiele: Äußerungen, die auf *Fremdbeeinflussungserlebnisse* hinweisen können

- „Manchmal spüre ich, wie sie meinen Arm hochbewegen. Es sieht so aus, als ob ich das mache, aber das stimmt nicht. Man kann das mit einer Marionette vergleichen. Das kommt aber nur selten vor und stört mich nicht sehr."
- „Wie das geht, weiß ich nicht – aber die können irgendwie mein Herz schneller und langsamer schlagen lassen. Als ob die an einem Regler drehen. Ich spüre das richtig."
- „Es ist fürchterlich – die Dämonen machen mir sogar in der Kirche beim Beten eine richtige sexuelle Lust und Erregung. Ich kann mich dort nicht mehr sehen lassen. Ich bin doch kein Triebtäter."
- „Die machen, dass ich mich im Bett von einer Seite auf die andere drehen muss."

- „Die machen, dass ich mit der Schulter zucke, das bin nicht ich."
- „Ich bin ein Medium, das durch andere beeinflusst wird."

Hinweise zur Graduierung

„leicht" Andere Fremdbeeinflussungserlebnisse dürfen nur zu geringem Leidensdruck oder geringen Beeinträchtigungen führen.

„schwer" Andere Fremdbeeinflussungserlebnisse führen zu erheblichem Leidensdruck oder erheblichen Beeinträchtigungen.

Abzugrenzende Merkmale

51 Körperhalluzinationen
55 Gedankenausbreitung
56 Gedankenentzug
57 Gedankeneingebung

2.10 Störungen der Affektivität

Vorbemerkungen

Die Beurteilung der Störungen der Affektivität führt immer wieder zu verschiedenen Schwierigkeiten. Folgende Besonderheiten müssen beachtet werden:

- AMDP verwendet den *Begriff Störung der Affektivität* übergeordnet sowohl für eigentliche Affekte (kurz dauernd, reaktiv) als auch für Stimmungen, Emotionen oder Befindlichkeiten (länger anhaltend, nicht nur reaktiv).
- Im AMDP-System geht es um die *deskriptive Abbildung von Phänomenen*. Deshalb sollen auch die affektiven Symptome immer dann registriert werden, wenn sie vorhanden sind, unabhängig davon, ob sie situations-angemessen sind oder psychopathologischen Symptomen einer bestimmten Grunderkrankung entsprechen. Als Beispiele seien die Merkmale 71 „Insuffizienzgefühle" und 74 „Verarmungsgefühle" genannt. Beide können bei tatsächlich vorhandener Leistungs-

minderung bzw. Verarmung als adäquate, zu der realen Lebenssituation gehörende Gefühlsäußerungen vorhanden sein, sind aber trotzdem zu kodieren. Der Anlass für den jeweiligen Affekt soll also für die Markierung des jeweiligen Affektes keine Rolle spielen.

- Es wird im Einzelfall schwierig sein, *Affekte isoliert von anderen Symptomen zu betrachten*. Ein Wahn ist z.B. fast immer mit einem Affekt verbunden. Auch hier soll nach dem Prinzip der Deskription vorgegangen werden: Wenn z.B. ein Patient das Gefühl der Schuld erlebt, müssen Schuldgefühle markiert werden, auch wenn diese im Rahmen eines Schuldwahns oder adäquat nach einem verübten Verbrechen auftreten. 65 „ängstlich" soll auch dann markiert werden, wenn der Affekt im Rahmen eines Verfolgungswahns auftritt. Diese Regel stellt keine Doppelmarkierung bezüglich Wahndynamik dar, denn dort wird das Ausmaß der affektiven Beteiligung am Wahnthema abgebildet, hier der eigentliche Affekt.

59. Ratlos (F)

Definition

Ein Patient versteht die Situation, in der er sich befindet, nicht mehr richtig; sichtbar ist der Affekt der Ratlosigkeit.

Erläuterungen und Beispiele

Die Betroffenen wirken „staunig", verwundert und/oder hilflos. Bei „ratlos" soll nur der affektive Aspekt abgebildet werden, der eine kognitive Störung begleiten kann (aber nicht muss). Die kognitive Störung selbst, die Entschlussunfähigkeit gegenüber Entscheidungen oder auch der im umgangssprachlichen Sinne „Ratsuchende" sind nicht gemeint. Abgebildet wird der *Affekt der Ratlosigkeit*, der meist als Summe aus Mimik, Gestik und dem Bericht erkennbar ist. Die Ratlosigkeit äußert sich in einem staunend befremdeten oder ängstlichen Gesichtsausdruck, manchmal in einer Unruhe oder in einem zögernden Verharren, in Reaktionsunfähigkeit, in suchenden Handlungen, aber auch in Redewendungen.

Beispiele: Äußerungen von *Ratlosigkeit*, die den Gesichtsausdruck oder die Handlungen begleiten können

- „Was ist los?“
- „Wo bin ich?“
- „Was ist geschehen?“
- „Ich weiß nicht ...“
- „Ich kenne mich nicht aus.“

Hinweise zur Graduierung

„leicht“ Ratlosigkeit führt zu geringen Beeinträchtigungen.
„schwer“ Ratlosigkeit führt zu erheblichen Beeinträchtigungen.

Abzugrenzende Merkmale

75 ambivalent

60. Gefühl der Gefühllosigkeit (S)

Definition

Reduktion bis zum vollständigen Verlust erlebter Gefühle oder der gesamten Emotionalität.

Erläuterungen und Beispiele

Es handelt sich um eine *subjektiv erlebte Gefühlsarmut bis hin zur Gefühlsleere*. Die Betroffenen empfinden sich als emotional eingeschränkt, leer, kalt, verödet. Dabei können sie nicht nur über mangelnde Freude berichten, sondern auch über fehlende Trauer oder Anteilnahme oder auch den Mangel anderer wichtiger Affekte. Beim Gefühl der Gefühllosigkeit handelt es sich um die subjektive Seite der häufig vom Beurteiler wahrgenommenen Affektarmut. Beides kann aber unabhängig voneinander auftreten.

Beispiele: Äußerungen, die auf ein *Gefühl der Gefühllosigkeit* hinweisen können

- Betroffene berichten, sie könnten Musik und andere Dinge, die sonst Freude gemacht hätten, nicht mehr so emotional wie sonst erleben.

- „Ich kann nicht mehr so intensiv fühlen wie früher."
- „Ich kann mich nicht mehr ganz so wie früher mitfreuen."
- „Im Kopf weiß ich, dass etwas schön ist, aber ich spüre es nicht im Herzen."
- „Ich kann nicht mal mehr richtig traurig sein."
- „Es erschüttert mich nichts mehr richtig."
- „In mir ist es kalt und leer."
- „Ich bin innerlich tot."

Hinweise zur Graduierung

„leicht" Das Gefühl der Gefühllosigkeit darf nur zu geringem Leidensdruck oder geringen Beeinträchtigungen führen

„schwer" Das Gefühl der Gefühllosigkeit führt zu erheblichem Leidensdruck oder erheblichen Beeinträchtigungen

Abzugrenzende Merkmale

61 affektarm
79 affektstarr

61. Affektarm (F)

Definition

Die Anzahl (das Spektrum) gezeigter Affekte ist vermindert.

Erläuterungen und Beispiele

Nur wenige Affekte sind an Mimik und Gestik beobachtbar, ein Mangel an wesentlichen Affekten fällt auf. Die Verminderung der Anzahl gezeigter Affekte tritt nicht nur beim depressiven Patienten auf. Auch Patienten mit anderen Störungen (wie z. B. Schizophrenie oder bestimmte Persönlichkeitsstörungen) können affektarm sein. Zur sicheren Beurteilung muss der Untersucher versuchen, unterschiedliche Affekte hervorzurufen, wenn sie nicht spontan gezeigt werden.

Beispiele: Affektarm

- Ein manischer Patient kichert überwiegend während der Untersuchung und ist nur selten ernst-nachdenklich bei entsprechenden Themen.
- Ein depressiver Patient verharrt im niedergeschlagenen Affekt auch beim Bericht von eigentlich freudigen Themen (z. B. Kinder, Enkel, Hobbys).

Hinweise zur Graduierung

„leicht" Die Affekte zeigen überwiegend in eine Richtung (z. B. depressive Tönung), nur bei gezielter Anregung zeigt der Patient auch andere Affekte.

„schwer" Das Spektrum gezeigter Affekte ist stark eingeschränkt; und auch bei gezielter Anregung zeigt der Patient keine anderen Affekte.

Abzugrenzende Merkmale

60 Gefühl der Gefühllosigkeit
79 affektstarr

62. Störung der Vitalgefühle (S)

Definition

Herabsetzung des allgemeinen Gefühls von Kraft und Lebendigkeit.

Erläuterungen und Beispiele

Es handelt sich um eine erlebte Kraftlosigkeit, Schlappheit, rasche körperliche oder geistige Erschöpfbarkeit. Isolierte körperliche Beschwerden (z. B. Kopf- oder Rückenschmerzen) ohne Beeinträchtigung des Vitalgefühls werden nur im Somatischen Befund eingetragen.

Beispiele: Äußerungen, die auf eine *Störung der Vitalgefühle* hinweisen können

- „Irgendwie fühle ich mich weniger fit und lebendig als gewohnt."

- „Es fühlt sich an, als wäre ich auf einmal alt geworden."
- „Vieles ist so schwer geworden."
- „Ich bin wie ausgelaugt."
- „Es drückt mich nieder."
- „Ich fühle mich so zerschlagen."
- „Ich bin vollkommen erschöpft."
- „Ich fühle mich müde und schlapp."

Hinweise zur Graduierung

„leicht" Die Störung der Vitalgefühle darf nur zu geringem Leidensdruck oder geringen Beeinträchtigungen führen.

„schwer" Die Störung der Vitalgefühle führt zu erheblichem Leidensdruck oder erheblichen Beeinträchtigungen.

Abzugrenzende Merkmale

71 Insuffizienzgefühle
80 antriebsarm
81 antriebsgehemmt

63. Deprimiert (SF)

Definition

Negativ getönte Stimmung.

Erläuterungen und Beispiele

Das Spektrum der negativ getönten Befindlichkeit ist breit. Der Ausdruck *deprimierte Stimmung* erstreckt sich von sichtbarer Niedergeschlagenheit über Weinen und heftiger Bewegtheit bis zur völligen Erstarrung im Schmerz. Die Beschreibung des deprimierten Affekts kann von Gram oder Sorgen bis hin zu der Angabe einer „entsetzlichen, unbeschreiblichen inneren Qual" reichen. Im Gespräch kann sich der Affekt beispielsweise zeigen, wenn Betroffene weinen, in Mimik und Gestik auffällig eingeschränkt sind oder eine gekrümmte Körperhaltung einnehmen.

Beispiele: Äußerungen, die auf *deprimiert* hinweisen können

- „Ich bin traurig."
- „Ich fühle mich niedergeschlagen und unbehaglich."
- „Ich bin niedergedrückt."
- „Ich mache mir starke Sorgen."
- „Meine Stimmung ist im Keller."

Hinweise zur Graduierung

„leicht" Deprimiertheit darf nur zu geringem Leidensdruck oder geringen Beeinträchtigungen führen.

„schwer" Deprimiertheit führt zu erheblichem Leidensdruck oder erheblichen Beeinträchtigungen.

Abzugrenzende Merkmale

61 affektarm
79 affektstarr

64. Hoffnungslos (S)

Definition

Verminderte Hoffnung, pessimistische Zukunftserwartung. Der Glaube an eine positive Zukunft ist vermindert oder ganz abhandengekommen.

Erläuterungen und Beispiele

Hier soll der Affekt erfasst werden, der oft mit einer negativen Zukunftssicht verbunden ist. Abgebildet wird die *pessimistische Grundstimmung*. Der Patient leidet unter einer pessimistischen Weltsicht, vor allem bezogen auf die Entwicklung seines eigenen Schicksals.

Beispiele: Äußerungen, die auf *hoffnungslos* hinweisen können

- „Ich bin nicht sicher, ob es wieder gut wird."
- „Ich sehe überall Hindernisse für eine positive Entwicklung."

- „Seit einiger Zeit sehe ich alles schwarz."
- „Ich bin überzeugt, dass sich nichts zum Besseren wenden wird."
- „Ich kann mir nicht vorstellen, dass es jemals wieder besser wird."
- „Ich habe jede Hoffnung aufgegeben."

Hinweise zur Graduierung

„leicht" Hoffnungslosigkeit darf nur zu geringem Leidensdruck oder geringen Beeinträchtigungen führen.
„schwer" Hoffnungslosigkeit führt zu erheblichem Leidensdruck oder erheblichen Beeinträchtigungen.

Abzugrenzende Merkmale

59 ratlos
63 deprimiert

65. Ängstlich (SF)

Definition

Ängstliche Grundstimmung oder allgemeine Angst.

Erläuterungen und Beispiele

Angst ist nicht unbedingt ein pathologisches Phänomen, sondern oft eine gesunde affektive Reaktion auf Ereignisse. Dagegen wird mit dem Begriff „ängstlich" oft auch eine Grundstimmung gemeint, die nicht als Reaktion auf Ereignisse folgt, sondern vielmehr meist als übertrieben erlebt wird und Denken und Handlungen beeinflussen kann. Unter dem Begriff „ängstlich" sollen hier beide Aspekte abgebildet werden. Nach dem Prinzip der Deskription soll also die Ursache der Angst (z. B. Panikattacken, Hypochondrie, Wahn, Angst in Gefahrensituationen oder auch Angst ohne Anlass) keine Rolle spielen: Wenn der Affekt vorhanden ist, soll er unabhängig vom Anlass abgebildet werden. Angst wird oft von körperlichen Symptomen, wie z. B. Schwitzen, Herzklopfen oder Zittern, begleitet, die dann im Somatischen Befund zusätzlich zu dokumentieren sind. Plötzlich auftretendes Angsterleben kann zusätzlich unter dem Merkmal ZP1 „Angstanfälle“ abgebildet.

Beispiele: Äußerungen, die auf *ängstlich* hinweisen können

- Im Gespräch kann sich der Affekt im Ausdruck und Verhalten zeigen. Betroffene sind angespannt, zittern oder zeigen andere vegetative Erregungssymptome.
- „Ich sorge mich sehr, dass etwas Schlimmes passieren könnte.“
- „Alles macht mir Angst.“
- „Ich habe vor den kleinsten Dingen im Leben Angst.“
- „Da habe ich vor Angst gezittert.“
- „Ich hatte Todesangst.“
- „Im Augenblick macht mir alles Angst.“

Hinweise zur Graduierung

„leicht“ Das Gefühl der Ängstlichkeit darf nur zu geringem Leidensdruck oder geringen Beeinträchtigungen führen.

„schwer“ Das Gefühl der Ängstlichkeit führt zu erheblichem Leidensdruck oder erheblichen Beeinträchtigungen.

Abzugrenzende Merkmale

29 Phobien

66. Euphorisch (SF)

Definition

Zustand des übersteigerten Wohlbefindens, der ungewohnten Heiterkeit, der unrealistischen Zuversicht, des gesteigerten Vitalgefühls.

Erläuterungen und Beispiele

Es kann sich hier um die Grundstimmung eines manischen Patienten, aber auch um die kurzfristige Euphorie bei Rauschmittelgebrauch oder anderen Grunderkrankungen handeln (z. B. bei Schizophrenie). Auch reaktive Euphorie (z. B. nach überstandener Gefahr) ist hier abzubilden. Euphorie wird als unnormaler Zustand, aber überwiegend positiv erlebt. Im Gespräch kann sich der Affekt durch andauernde und eventuell auch unpassende gehobene Stimmung der Betroffenen zeigen.

Beispiele: Äußerungen, die auf *euphorisch* hinweisen können

- „In den letzten Tagen geht es mir außergewöhnlich gut, das kenne ich sonst nicht."
- „Ich fühle mich einfach richtig großartig – ungewöhnlich."
- „Ich habe Momente, in denen ich ganz unnormal glücklich bin."
- „Ich habe in der Zeit immer nur alles rosa gesehen."
- „Es war mir alles egal, ich war sicher, dass alles großartig wird."
- „Ich habe mich wie Einstein und ein Zehnkampfweltmeister in einer Person gefühlt."

Hinweise zur Graduierung

„leicht" Euphorie ist vorhanden, wird als angenehm empfunden und führt nicht zu unüberlegten Handlungen.

„schwer" Euphorie führt zu erheblichen negativen Folgen für den Betroffenen (z. B. unvernünftige Geldausgaben).

Abzugrenzende Merkmale

72 gesteigertes Selbstwertgefühl

67. Dysphorisch (SF)

Definition

Missmutige Verstimmtheit.

Erläuterungen und Beispiele

Die Betroffenen sind übellaunig, mürrisch, nörgelnd, missgestimmt. Eine dysphorische Stimmung kann während einer längeren Dauer innerhalb des Beurteilungszeitraumes bzw. in der

Untersuchungssituation oder auch situativ bezüglich bestimmter Gesprächsthemen oder gegenüber bestimmten Gesprächspartnern bestehen. Im Gespräch kann sich der Affekt dadurch zeigen, dass Betroffene unentwegt Kritik äußern, einen missmutigen Ausdruck haben, herummeckern.

Beispiele: Äußerungen, die auf *dysphorisch* hinweisen können

- „Ich habe an allem rumgenörgelt."
- „Was Sie da fragen, finde ich aber blödsinnig."
- „Ich kann an meiner Lage nichts Gutes finden."
- „Mir geht einfach alles auf die Nerven."
- „Alles ist doch schlimm, die machen doch alles falsch."
- „Was sollen diese Fragen denn schon wieder?"

Hinweise zur Graduierung

„leicht" Dysphorie darf nur zu geringem Leidensdruck oder geringen Beeinträchtigungen führen.

„schwer" Dysphorie führt zu erheblichem Leidensdruck oder erheblichen Beeinträchtigungen.

Abzugrenzende Merkmale

27 Misstrauen
68 gereizt

68. Gereizt (SF)

Definition

Unangemessen rasche oder starke affektive Reaktion, die sich in Ärger oder aggressiven Gefühlen äußert.

Erläuterungen und Beispiele

Der Untersucher spürt die Bereitschaft zu aggressiv getönten affektiven Ausbrüchen, die aus scheinbarer äußerer Ruhe (gespannter Ruhe) kommen können. Im Gespräch kann sich der Affekt dadurch zeigen, dass ein „Knistern" in der Interaktion spürbar wird, die Betroffenen die Stimme heben, in ihrer Körperhaltung angespannt werden. Der Patient kann jedoch auch darüber berichten, dass er Gereiztheit an sich beobachtet habe.

Beispiele: Äußerungen, die auf *gereizt* hinweisen können

- „Ich merke, wie Ärger in mir hochkommt."
- „Schon die Fliege an der Wand brachte mich auf die Palme."
- „Ich könnte bei jeder Kleinigkeit platzen."
- „Ich war außer mir vor Wut."

Hinweise zur Graduierung

„leicht" Gereiztheit darf nur zu geringem Leidensdruck oder geringen Beeinträchtigungen führen.

„schwer" Gereiztheit führt zu erheblichem Leidensdruck oder erheblichen Beeinträchtigungen.

Abzugrenzende Merkmale

67 dysphorisch
94 Aggressivität

69. Innerlich unruhig (S)

Definition

Innere Aufgeregtheit, gefühlte innere Anspannung.

Erläuterungen und Beispiele

Betroffene fühlen sich aufgewühlt, nervös, innerlich getrieben oder gehetzt. Das Symptom kann mit depressiver, ängstlicher, hoffnungslos-verzweifelter Stimmung, mit manischer Gereiztheit, mit Misstrauen, mit Wahnstimmung und Wahn verschiedenen Inhaltes verbunden sein.

Beispiele: Äußerungen, die auf *innerlich unruhig* hinweisen können

- „Bei meinem Vortrag war ich innerlich nervös."
- „Ich spüre wie ein Vibrieren in mir, wenn ich Stress habe."

- „Ich zittere oft innerlich."
- „Ich fühle mich, als ob ich 10 Tassen Kaffee getrunken hätte."
- „Innerlich läuft der Motor auf Hochtouren."
- „Die innere Anspannung blockiert mich dann völlig."
- „Wenn ich an bestimmte Dinge denke, werde ich innerlich ganz unruhig."

Hinweise zur Graduierung

„leicht" Innere Unruhe darf nur zu geringem Leidensdruck oder geringen Beeinträchtigungen führen.
„schwer" Innere Unruhe führt zu erheblichem Leidensdruck oder erheblichen Beeinträchtigungen.

Abzugrenzende Merkmale

82 antriebsgesteigert
83 motorisch unruhig

70. Klagsam/Jammerig (F)

Definition

Schmerz, Kummer oder Ängstlichkeit werden ausdrucksstark vorgetragen.

Erläuterungen und Beispiele

Die Patienten weinen, seufzen, stöhnen, lamentieren. Es geht hier nicht um die allgemeine Klage über die Situation oder die erlebten Symptome, sondern um ein „Zuviel" der Klagen, ein „Wehklagen". Dem Untersucher erscheint die vorgebrachte Klage übertrieben ausdrucksstark.

Beispiele: Klagsam/jammerig

- Der Betroffene verharrt eine ungewöhnlich lange Zeit im Gespräch ohne ausreichenden Anlass in Klage.
- Mit Gestik und Mimik wird der Bericht über Beschwerden ausdrucksstark begleitet, manchmal auch noch mit bizarren Körperhaltungen.

Hinweise zur Graduierung

„leicht" Klagsam/jammerig führt zu geringen Beeinträchtigungen.
„schwer" Klagsam/jammerig führt zu erheblichen Beeinträchtigungen.

Abzugrenzende Merkmale

86 theatralisch

71. Insuffizienzgefühle (S)

Definition

Das Vertrauen in die eigene Leistungsfähigkeit oder den eigenen Wert ist vermindert oder verloren gegangen.

Erläuterungen und Beispiele

Betroffene leiden unter dem Gefühl, weniger wert zu sein oder nichts zu taugen. Sie halten sich für unfähig, untüchtig, ungeschickt, entschlussunfähig, dumm oder Ähnliches. Insuffizienzgefühle sollen auch dann markiert werden, wenn eine tatsächliche Beeinträchtigung vorliegt. Es handelt sich hier um die gespürte Insuffizienz unabhängig davon, ob sie angemessen ist oder nicht.

Beispiele: Äußerungen, die auf *Insuffizienzgefühle* hinweisen können

- Ein Rollstuhlfahrer empfindet sich zum Beispiel als „wertloser Krüppel".
- Der Depressive ohne objektivierbare kognitive Störungen klagt über schwere Einschränkungen von Gedächtnis und Konzentration.
- „Was mir früher keine Probleme gemacht hat, steht jetzt wie ein Berg vor mir."
- „Ich traue mir in der letzten Zeit immer weniger zu."
- „Ich bringe ja gar nichts mehr zustande."
- „Ich bin doch völlig wertlos geworden."

Hinweise zur Graduierung

„leicht" Insuffizienzgefühle dürfen nur zu geringem Leidensdruck oder geringen Beeinträchtigungen führen.
„schwer" Insuffizienzgefühle führen zu erheblichem Leidensdruck oder erheblichen Beeinträchtigungen

Abzugrenzende Merkmale

63 deprimiert

72. Gesteigertes Selbstwertgefühl (S)

Definition

Ein positiv erlebtes Gefühl von Steigerung des eigenen Wertes, der Kraft und/oder der Leistungsfähigkeit.

Erläuterungen und Beispiele

Betroffene trauen sich besonders viel zu. Sie halten sich für außergewöhnlich klug und leistungsfähig oder fühlen sich anderen damit überlegen. Gesteigertes Selbstwertgefühl soll unabhängig von der tatsächlichen Leistungsfähigkeit beurteilt werden. Es geht hier um das Erleben des auffällig gesteigerten Selbstwertes. Dieser Affekt soll hier auch markiert werden, wenn er im Rahmen des Merkmals 45 „Größenwahn" auftritt.

Beispiele: Äußerungen, die auf ein *gesteigertes Selbstwertgefühl* hinweisen können

- „Irgendwie geht mir seit Tagen alles glatt von der Hand, ich spüre, dass ich meine Aufgaben besser als je zuvor erledigen kann."
- „Ich spüre, dass manche Dinge nur ich kann, das gibt mir ein gutes Gefühl."
- „Ich nehme wahr, dass ich prädestiniert bin für Erfolg."
- „Im Betrieb bin ich unersetzbar mit meinen Fähigkeiten."
- „Gestern hätte ich Bäume ausreißen können, weil ich mich so mächtig und allen überlegen gefühlt habe."

Hinweise zur Graduierung

„leicht“ Das gesteigerte Selbstwertgefühl wird zwar als angenehm, aber doch auffällig gesteigert erlebt. In Alltagsaufgaben sind die Betroffenen dadurch nicht wesentlich beeinträchtigt.

„schwer“ Durch das gesteigerte Selbstwertgefühl sind die Betroffenen im Alltag beeinträchtigt, gelten als arrogant, Freunde ziehen sich zurück oder es kommt zu unkritischen schädlichen Handlungen durch Selbstüberschätzung.

Abzugrenzende Merkmale

66 euphorisch

73. Schuldgefühle (S)

Definition

Gefühl der Schuld aufgrund einer von den Betroffenen als falsch und verwerflich erlebten Handlung, bestimmter Gedanken oder Wünsche.

Erläuterungen und Beispiele

Betroffene haben das Gefühl, mit Handlungen, bestimmten Gedanken oder Wünschen gegen innere oder äußere Normen verstoßen, etwas auf verwerfliche Art falsch gemacht zu haben. Dies kann sich z. B. in Selbstvorwürfen äußern. Hier ist der subjektive Affekt von empfundener Schuld abzubilden und zwar auch dann, wenn tatsächlich gegen allgemeine Normen verstoßen wurde oder auch wenn die Schuldgefühle im Rahmen eines Schuldwahns auftreten. Schuldgefühle treten nicht nur bei Depressionen auf. Ein dem Schuldgefühl ähnlicher Affekt stellt Scham dar. Falls dieser Affekt vorliegt, kann er im Zusatzitem ZP9 „Schamgefühle“ abgebildet werden.

Beispiele: Äußerungen, die auf *Schuldgefühle* hinweisen können

- „Ich habe immer ein schlechtes Gewissen."
- „Ich fühle mich immer schuldig, wenn etwas falsch läuft."
- „Ich habe meinen Freund hintergangen, das macht mir emotional schwer zu schaffen."
- „Immer wieder kommen mir meine Schandtaten in den Sinn".
- „Ich habe das Gefühl, am ganzen Elend der Welt schuld zu sein".

Hinweise zur Graduierung

„leicht"	Schuldgefühle dürfen nur zu geringem Leidensdruck oder geringen Beeinträchtigungen führen.
„schwer"	Schuldgefühle führen zu erheblichem Leidensdruck oder erheblichen Beeinträchtigungen.

Abzugrenzende Merkmale

Keine

74. Verarmungsgefühle (S)

Definition

Es besteht das Gefühl, nicht ausreichend Mittel zu haben oder seinen Lebensunterhalt nicht bestreiten zu können oder verarmt zu sein.

Erläuterungen und Beispiele

Es geht um das leidend erlebte Gefühl der Verarmung, unabhängig davon, ob dies realistisch ist oder nicht. Es soll auch bei tatsächlicher Verarmung abgebildet werden und auch wenn es im Rahmen des Merkmals 43 „Verarmungswahn" auftritt, ebenso wenn die Befürchtungen auf die Zukunft gerichtet sind. Das Verarmungsgefühl ist nicht unbedingt nur Bestandteil depressiven Erlebens.

Beispiele: Äußerungen, die auf *Verarmungsgefühle* hinweisen können

- „Ich kann mir kaum etwas leisten, habe so wenige Mittel, das belastet mich."
- „Ich weiß nicht, wo ich noch genug Geld für die Ernährung meiner Familie herbekommen soll."
- „Schrecklich: Ich habe alles, was ich hatte, verloren, jetzt bin ich arm wie eine Kirchenmaus."
- „Die Krankenkasse wird meine Behandlung auf keinen Fall bezahlen."

Hinweise zur Graduierung

„leicht" Verarmungsgefühle dürfen nur zu geringem Leidensdruck oder geringen Beeinträchtigungen führen.
„schwer" Verarmungsgefühl führen zu erheblichem Leidensdruck oder erheblichen Beeinträchtigungen.

Abzugrenzende Merkmale

Keine

75. Ambivalent (SF)

Definition

Koexistenz widersprüchlicher Gefühle oder Handlungen.

Erläuterungen und Beispiele

Es handelt sich um die Gleichzeitigkeit zweier Gefühle, die widersprüchlich sind, also eigentlich nicht beide gleichzeitig vorhanden sein können *(Ambivalenz)*. Das Merkmal ist von der kognitiven „Entschlussunfähigkeit" (z. B. bei depressivem Erleben) oder „Zwiespältigkeit" (z. B. bei „ewigen Zweiflern") abzugrenzen, was umgangssprachlich häufig als ambivalent bezeichnet wird. Wenn es um intendierte Handlungen (Impulse) geht, bezeichnet man das Phänomen als *Ambitendenz* (z. B. verharrt ein Patient starr, weil er gleichzeitig nach vorne und nach hinten gehen will). Auch diese soll hier abgebildet werden.

Beispiele: Äußerungen, die auf *ambivalent* hinweisen können

- „Ich wollte aus dem Krankenhaus entlassen werden, weil es mir besser ging, aber ich wollte gleichzeitig auf keinen Fall entlassen werden, weil ich Angst vor der Belastung draußen hatte."
- „Ich hasse meinen Vater wegen des Missbrauchs, aber ich liebe ihn auch, er ist doch mein Vater."
- „Es war ein seltsames Gefühl, ich war wie eingefroren in der Bewegung, wollte gleichzeitig loslaufen und stehenbleiben."
- Eine Patientin berichtet, dass sie sich sehr Kontakt wünsche, aber auch Angst davor habe.

Hinweise zur Graduierung

„leicht" Die Ambivalenz darf nur zu geringem Leidensdruck oder geringen Beeinträchtigungen führen.

„schwer" Die Ambivalenz führt zu erheblichem Leidensdruck oder erheblichen Beeinträchtigungen.

Abzugrenzende Merkmale

59 ratlos

76. Parathymie (F)

Definition

Gefühlsausdruck und berichteter Erlebnisinhalt stimmen nicht überein.

Erläuterungen und Beispiele

Es wird ein zum Gesprächsthema „unpassender" Affekt gezeigt. Verlegenheitslächeln (z.B. aus Unsicherheit oder auch, um bei unangenehmen Themen „die Form zu wahren") ist hier nicht gemeint. Außerdem ist bei gleichzeitiger Affektarmut zu beachten, dass der „richtige" (also eigentlich passende) Affekt auch vorhanden sein muss: Wenn ein affektarmer, andauernd lachender manischer Patient ein trauriges Ereignis lachend berichtet, wird dies nicht als parathym abgebildet, weil in diesem Fall der eigentlich passende ernst-traurige Affekt gar nicht zur Verfügung steht. Stereotypes Lachen (also kein Affekt im eigentlichen Sinne) wird bei Merkmal 84 „Parakinesen" abgebildet. Ein fehlender affektiver Ausdruck bei depressiven Patienten wird hier nicht abgebildet.

Beispiele: Parathymie

- Ein Patient berichtet z. B. lachend, er sei in der vergangenen Nacht wieder in der schauerlichsten Weise gefoltert worden.
- Ein anderer empfindet Freude über ein Geschenk, jammert aber dabei.

Hinweise zur Graduierung

„leicht"	Parathymie führt zu geringen Beeinträchtigungen.
„schwer"	Parathymie führt zu erheblichen Beeinträchtigungen.

Abzugrenzende Merkmale

61 affektarm
84 Parakinesen

77. Affektlabil (SF)

Definition

Schneller Wechsel verschiedener Affekte.

Erläuterungen und Beispiele

Der schnelle Wechsel der Affekte kann auf einen Anstoß von außen erfolgen oder spontan auftreten (emotionale Instabilität). Die beobachteten Affekte haben meist eine sehr kurze Dauer, entscheidend sind die *schnellen Wechsel*. Kennzeichnend ist also das rasche Hin und Her und wieder zurück. Auffällig rasch auszulösende Affekte, über die dann die Kontrolle der Betroffenen vermindert ist oder verloren geht, sind bei Merkmal 78 „Affektinkontinenz" abzubilden. Befindlichkeitsschwankungen über längere Zeiträume, z. B. im Rahmen bipolarer Verläufe, werden hier nicht abgebildet, ebenso wenig das sprichwörtliche „an einem Tag himmelhochjauchzend, am anderen zu Tode betrübt“. Tagesschwankungen der Befindlichkeit werden nicht hier, sondern bei den circadianen Besonderheiten abgebildet.

Beispiele: Affektlabil

- Betroffene berichten, dass sie im Kino immer ungewöhnlich schnell weinen müssen, dann aber in der nächsten Szene auch wieder lachen können und gleich danach wieder die Tränen fließen.
- Im Gespräch kann sich der Affekt dadurch zeigen, dass die Betroffenen schnell gereizt werden, dann aber auch wieder die Kontrolle finden, aber schnell beim nächsten Thema wieder gereizt sind.
- Ein Patient bricht immer kurz in Tränen aus, wenn ein bestimmtes Thema angesprochen wird.

Hinweise zur Graduierung

„leicht“ Die Affektlabilität darf nur zu geringem Leidensdruck oder geringen Beeinträchtigungen führen.

„schwer“ Die Affektlabilität führt zu erheblichem Leidensdruck oder erheblichen Beeinträchtigungen.

Abzugrenzende Merkmale

78 affektinkontinent

78. Affektinkontinent (SF)

Definition

Affekte werden schon bei geringem Anstoß ausgelöst und können nicht beherrscht werden.

Erläuterungen und Beispiele

Die einmal ausgelösten Affekte können vom Patienten nicht oder nur eingeschränkt kontrolliert werden. Im Gegensatz zur

Affektlabilität liegt hier also kein Wechsel von Affekten vor, sondern der überschießende Affekt, der einmal ausgelöst wurde, kann gerade nicht mehr oder nur schwer zurückgenommen und von den Betroffenen beherrscht werden *(mangelnde Affektkontrolle)*. Heute findet sich als Synonym zu affektinkontinent manchmal auch die Bezeichnung *affektdurchlässig*.

Beispiele: Äußerungen, die auf *affektinkontinent* hinweisen können

- „Ich muss immer weinen, wenn im Radio traurige Nachrichten kommen, obwohl ich das gar nicht will."
- „Heute habe ich einen Witz gehört und konnte gar nicht mehr aufhören zu lachen, das war dann schon peinlich."
- „Gestern hat mich mein Nachbar gereizt, ich konnte meinen Ärger gar nicht mehr stoppen und bin schließlich ausgerastet."
- „Immer, wenn der Tod meiner Frau angesprochen wird, gerate ich in fassungsloses Weinen und kann das nicht mehr stoppen."

Hinweise zur Graduierung

„leicht" Die Affektinkontinenz darf nur zu geringem Leidensdruck oder geringen Beeinträchtigungen führen.

„schwer" Affektinkontinenz führt zu erheblichem Leidensdruck oder erheblichen Beeinträchtigungen.

Abzugrenzende Merkmale

77 affektlabil

79. Affektstarr (F)

Definition

Verminderung der affektiven Modulationsfähigkeit.

Erläuterungen und Beispiele

Hier ist die Schwingungsfähigkeit (Amplitude) der Affekte verringert. Es können mehrere Affekte auftreten, die aber jeweils gering oder gar nicht moduliert sind *(Affektverflachung, verminderte Schwingungsfähigkeit)*. Wenn keine spontane *Modulation* der Affekte an Mimik oder Gestik zu beobachten ist, muss der Untersucher entsprechende emotionale Reize vorgeben. In Abgrenzung zur Affektarmut geht es hier also nicht um die Anzahl der gezeigten Affekte, sondern um die Schwankungsbreite, mit der die Affekte gezeigt werden.

Beispiele: Affektstarr

- Im Gespräch kann sich der Affekt durch den Eindruck eines wenig emotionalen Menschen zeigen, es fehlt die emotionale Dynamik des Erlebens.
- Die Betroffenen zeigen im Gespräch eine eingeschränkte Schwankungsbreite ihrer Affekte.

Hinweise zur Graduierung

„leicht“ Der Patient benötigt zur Modulation seiner Affekte äußere Reize, ihm ist dann aber eine Modulation möglich.

„schwer“ Die Intensität der affektiven Reaktion verstärkt sich auch durch starke äußere Reize nicht.

Abzugrenzende Merkmale

61 affektarm

2.11 Antriebs- und psychomotorische Störungen

Vorbemerkungen

Antrieb bedeutet die belebende innere Kraft, die die Bewegung aller psychischen und physischen Funktionen hinsichtlich Tempo, Intensität und Ausdauer bewirkt. So unterhält der Antrieb Lebendigkeit, Schwung, Initiative, Zuwendung, Aufmerksamkeit, Tatkraft, Unternehmungsgeist. Der Antrieb wird in erster Linie erkennbar am Aktivitätsniveau und an der Psychomotorik.

Diese belebende Kraft ist individuell unterschiedlich ausgeprägt und hängt unter anderem auch von der Persönlichkeit und dem Temperament eines Menschen ab.

80. Antriebsarm (SF)

Definition

Mangel an Energie, Initiative und Interesse.

Erläuterungen und Beispiele

Die Störung wird vom Patienten berichtet oder ist für den Untersucher erkennbar, etwa an der spärlichen spontanen Motorik oder der mangelnden Initiative im Gespräch. Aktivität und erlebte innere Energie sind im Vergleich zum für den Betroffenen üblichen Ausmaß vermindert. In starker Ausprägung der Antriebsarmut wird hier auch *Stupor* markiert. Das Merkmal „antriebsarm" ist nah verwandt mit dem Merkmal 62 „Störungen der Vitalgefühle". Während Vitalgefühl aber die körperlich empfundene Frische und Fitness meint, handelt es sich beim Antrieb um die empfundene Energie, eine intendierte Handlung umzusetzen. Beides kann unabhängig voneinander vorhanden oder nicht vorhanden sein.

Beispiele: Antriebsarm

- Betroffene vernachlässigen ihre bisher ausgeübten Hobbys, liegen für sie ungewohnt lange – auch tagsüber – auf dem Sofa und sind nur schwer zu anderen Aktivitäten anzuregen.
- In der Untersuchungssituation zeigen sie wenig Bewegungen und reden kaum spontan.
- „Ich mache in der letzten Zeit viel weniger als früher."
- „Ich habe irgendwie viel weniger Schwung als gewohnt."
- „Ich habe kein Interesse mehr an den Geschehnissen, schaue keine Nachrichten mehr."
- „Nichts macht mehr Spaß, sogar für meine Hobbys habe ich keine Energie mehr."
- „Ich bin völlig inaktiv geworden."
- „Ich bin wie gelähmt, kann gar nichts mehr machen."

Hinweise zur Graduierung

„leicht" Antriebsarmut darf nur zu geringem Leidensdruck oder geringen Beeinträchtigungen führen.
„schwer" Antriebsarmut führt zu erheblichem Leidensdruck oder erheblichen Beeinträchtigungen.

Abzugrenzende Merkmale

62 Störung der Vitalgefühle
81 antriebsgehemmt
87 mutistisch
92 sozialer Rückzug
136 Hypokinesien

81. Antriebsgehemmt (S)

Definition

Energie und Initiative werden vom Patienten als gebremst oder blockiert erlebt.

Erläuterungen und Beispiele

Hier geht es nicht um den absoluten Mangel an Energie und darum, dass übliche Tätigkeiten seltener ausgeführt werden (vgl. Merkmal 80 „antriebsarm"), sondern darum, dass die Tätigkeiten einen stärkeren Kraftaufwand, mehr Mühe und Anstrengung als üblich erfordern. Das Bemühen der Betroffenen, die Hemmung zu überwinden, wird manchmal deutlich. Sie äußern Pläne und Wünsche, können diese aber nicht umsetzen, brechen Versuche ab, raffen sich wieder auf usw. Im Gegensatz zur Antriebsarmut ist hier die Intentionalität nicht gestört. Der Betroffene möchte, kann aber nicht.

Beispiele: Äußerungen, die auf *antriebsgehemmt* hinweisen können

- „Alles fällt mir schwerer als sonst."
- „Ich bin wie gebremst, aber bisher hat es mir noch niemand angemerkt."

- „Es ist, wie wenn ich hinten mit einem Gummiband angebunden bin, ich mache etwas, aber es ist viel mühsamer als sonst.“
- „Für alles brauche ich einen höheren Kraftaufwand als früher.“
- „Ich beschließe aufzustehen und mich anzuziehen, aber es ist zu mühsam, ich bemühe mich, bleibe aber dann doch liegen“
- „Ich sitze oft auf dem Sofa und sage zu mir: nun mach doch wenigstens etwas, aber es fehlt die Energie.“
- „Ich möchte gerne etwas tun, aber ich kann es nicht.“

Hinweise zur Graduierung

„leicht“	Antriebshemmung darf nur zu geringem Leidensdruck oder geringen Beeinträchtigungen führen.
„schwer“	Antriebshemmung führt zu erheblichem Leidensdruck oder erheblichen Beeinträchtigungen.

Abzugrenzende Merkmale

80 antriebsarm
87 mutistisch
92 sozialer Rückzug
136 Hypokinesien

82. Antriebsgesteigert (SF)

Definition

Zunahme an Energie, Initiative und Interesse.

Erläuterungen und Beispiele

Aktivität und erlebte innere Energie sind gesteigert im Vergleich zum für den Betroffenen üblichen Ausmaß. Sie äußern sich in vermehrter *zielgerichteter Tätigkeit*, die aber nicht unbedingt sinnvoll sein muss. Es werden viele Pläne verfolgt.

Beispiele: Antriebsgesteigert

- In der Untersuchungssituation versucht der Betroffene immer wieder, die Initiative im Gespräch zu übernehmen, seine Motorik ist ungewöhnlich lebhaft.
- „Irgendwie geht mir in letzter Zeit alles viel leichter von der Hand als sonst."
- „Seit drei Tagen habe ich einen ungewohnten Energieschub und mache viel mehr."
- „Alle sagen, ich sei in der letzten Zeit richtig aufgedreht."
- „Ich könnte richtig platzen vor Energie, soviel Ideen habe ich in den letzten Tagen verfolgt."
- „Ich habe zunehmend Probleme mit meiner Frau und auch am Arbeitsplatz, weil ich so fahrig und energiegeladen bin."

Hinweise zur Graduierung

„leicht" Antriebssteigerung darf nur zu geringem Leidensdruck oder geringen Beeinträchtigungen führen.
„schwer" Antriebssteigerung führt zu erheblichem Leidensdruck oder erheblichen Beeinträchtigungen.

Abzugrenzende Merkmale

93 soziale Umtriebigkeit

83. Motorisch unruhig (SF)

Definition

Gesteigerte ungerichtete motorische Aktivität.

Erläuterungen und Beispiele

Im Gegensatz zur inneren Unruhe handelt es sich hier um die sichtbare Bewegungsunruhe und in Abgrenzung zur Antriebssteigerung geht es um die *ungerichtete Aktivitätszunahme,* die kein Ziel verfolgt. Motorische Unruhe gibt es z.B. auch umschrieben als isolierte Kratzbewegungen, als Händeringen, Fußwippen oder Fingertrommeln. Auch hier soll die Veränderung im Vergleich mit dem für den Betroffenen üblichen Maß beschrieben werden.

Beispiele: Motorisch unruhig

- Betroffene wippen in der Untersuchung häufig mit den Füßen oder trommeln mit den Fingern auf dem Tisch.
- Andere stehen während des Gesprächs auf, laufen ziellos hin und her.
- „Gestern bin ich ganz nervös in der Wohnung hin und her gelaufen.“
- „Seit drei Tagen nerve ich meine Frau, weil ich immer wieder nervös vom einen ins andere Zimmer unterwegs bin.“
- „Irgendwie hält mich nichts, ich muss mich einfach bewegen, das kenne ich sonst nicht von mir.“

Hinweise zur Graduierung

„leicht“ Motorische Unruhe darf nur zu geringem Leidensdruck oder geringen Beeinträchtigungen führen.
„schwer“ Motorische Unruhe führt zu erheblichem Leidensdruck oder erheblichen Beeinträchtigungen.

Abzugrenzende Merkmale

69 innerlich unruhig
82 antriebsgesteigert
84 Parakinesen
135 Dyskinesien
137 Akathisie

84. Parakinesen (F)

Definition

Parakinesen sind qualitativ abnorme, meist komplexe Bewegungen, die häufig die Gestik, die Mimik und auch die Sprache betreffen.

Erläuterungen und Beispiele

Unter Parakinesen werden die folgenden Phänomene zusammengefasst:

- Unter *Stereotypien* versteht man Äußerungen auf sprachlichem und motorischem Gebiet, die die Tendenz aufweisen, oft längere Zeit hindurch in immer gleicher Form wiederholt zu werden. Im Gegensatz zur Perseveration ist hier kein Zusammenhang zu früher im Gespräch gebrauchten Worten und Gesten erkennbar. Hierunter fallen auch *Verbigerationen* (Wortstereotypien), *Echolalie* (echoartiges Nachsprechen), *Echopraxie* (automatenhaftes Nachahmen), *Katalepsie* (Haltungsstereotypien) und die *flexibilitas cerea* („wächserne Biegsamkeit"). Auch automatenhaftes Lachen kann hier abgebildet werden.
- *Befehlsautomatismus:* Der Patient führt auf entsprechenden Reiz automatenhaft Handlungen aus.
- *Negativismus:* Negativistische Patienten tun gerade das nicht, was man von ihnen erwartet oder verlangt (passiver Negativismus) oder sie tun genau das Gegenteil (aktiver Negativismus). Negativistische Patienten kann man in gewissen Fällen zur gewünschten Handlung bringen, wenn man ihnen diese Handlung verbietet oder ihnen das Gegenteil befiehlt (Befehlsnegativismus).
- Auch komplexe lautliche, mimische und gestische Äußerungen bei der Tic-Krankheit können hier abgebildet werden (Gilles-de-la-Tourette-Syndrom).

Beispiele: Parakinesen

- Ein Patient flicht immer wieder in seinen Bericht die Floskel „nicht wahr" ein: „Das beeinträchtigt mich schon sehr, nicht wahr. Und, nicht wahr, es ist ja auch schon lange da, nicht wahr. Werden wir da, nicht wahr, einen Weg finden, nicht wahr?" *(Verbigerationen)*
- Ein Patient spricht mechanisch die Sätze des Untersuchers nach. *(Echolalie)*
- Ein Patient ahmt ständig Bewegungen des Untersuchers nach. *(Echopraxie)*
- Ein Patient zuckt während des Gesprächs immer wieder unwillkürlich mit der rechten Schulter nach oben, ein anderer kneift immer wieder auffällig das linke Auge zu. *(Tic)*

Hinweise zur Graduierung

„leicht“ Parakinesen führen zu geringen Beeinträchtigungen.
„schwer“ Parakinesen führen zu erheblichen Beeinträchtigungen.

Abzugrenzende Merkmale

19 perseverierend
32 Zwangshandlungen
83 motorisch unruhig
85 manieriert/bizarr
135 Dyskinesien

85. Manieriert/bizarr (F)

Definition

Alltägliche Bewegungen und Handlungen (auch Gestik, Mimik und Sprache) wirken verstiegen, verschroben oder verschnörkelt.

Erläuterungen und Beispiele

Betroffene benehmen sich im Kontrast zum landes- und gruppenüblichen Sprechen, Sich-Bewegen oder der äußeren Erscheinung besonders auffällig (bizarr). Es soll hier unnatürliches, schwülstiges, aufgeblasenes, im Sinne von hochtrabendem und wichtigtuerischem Verhalten abgebildet werden. Darunter fallen auch Bezeichnungen wie geziert, affektiert und gekünstelt, stilisiert, floskelhaft. Auch Betroffene, die immer wieder bestimmte bizarre Posen einnehmen, können hier abgebildet werden. Für Außenstehende ist das Verhalten meist nicht einfühlbar und verstehbar.

Beispiele: Manieriert/bizarr

- Der Patient streicht sich immer wieder affektiert durch die Haare, räuspert sich danach, setzt sich auf und scheitelt die Haare neu.

- Eine Patientin fügt immer wieder Floskeln in ihren Bericht, jeder Satz endet mit dem Zusatz „nicht wahr?"
- Ein Patient drückt sich unnatürlich in stilisiertem Hochdeutsch aus und verwendet veraltete Worte und Formulierungen.

Hinweise zur Graduierung

„leicht" Manieriertes/bizarres Verhalten führt zu geringen Beeinträchtigungen.
„schwer" Manieriertes/bizarres Verhalten führt zu erheblichen Beeinträchtigungen.

Abzugrenzende Merkmale

26 Neologismen
84 Parakinesen
86 theatralisch

86. Theatralisch (F)

Definition

Übertrieben darstellerisches Verhalten.

Erläuterungen und Beispiele

Theatralik zeigt sich häufig im eigentümlichen Ausdrucksverhalten der Betroffenen. Hier kann auch *Aggravation* (übertriebene Darstellung vorhandener Beschwerden) abgebildet werden.

Beispiele: Theatralisch

- Ein Betroffener gestikuliert wild während des Gesprächs, um zu unterstreichen, was er meint.
- Beschwerden werden übertrieben ausdrucksstark geschildert.
- Schilderungen wirken, wie wenn die Betroffenen sich an ein großes Publikum richten würden.
- Das Gespräch wird durch ein Verhalten der Betroffenen beeinträchtigt, wie wenn sie im Theater eine Rolle spielten.

Hinweise zur Graduierung

„leicht" Theatralisches Verhalten führt zu geringen Beeinträchtigungen.
„schwer" Theatralisches Verhalten führt zu erheblichen Beeinträchtigungen.

Abzugrenzende Merkmale

85 manieriert/bizarr

87. Mutistisch (F)

Definition

Wortkargheit bis hin zum Nichtsprechen (Verstummen).

Erläuterungen und Beispiele

Der wache Patient spricht wenig, einsilbig oder überhaupt nicht. Mutismus kann im Zusammenhang mit Antriebsmangel, Hemmung, Sperrung oder aktiv-negativistischem Verweigern der sprachlichen Kontaktaufnahme auftreten. *Alogie* (Sprachverarmung) soll hier auch abgebildet werden. Wortkargheit auf Grund von Verständnisschwierigkeiten (zum Beispiel bei Fremdsprachigkeit, Gehörlosen oder schwerer Intelligenzminderung) wird hier nicht abgebildet.

Beispiele: Mutistisch

- Betroffene geben nur auf direkte Anfrage Antworten, tragen spontan nichts zum Gespräch bei.
- Andere reden gar nicht, nachdem sie am Anfang des Gesprächs mitgeteilt haben, dass sie niemandem trauen und deshalb auch hier nichts sagen werden.
- Es kommt im Rahmen einer schweren Antriebsarmut auch zu einer Verarmung der sprachlichen Interaktion.

Hinweise zur Graduierung

„leicht" Mutismus führt zu geringen Beeinträchtigungen.
„schwer" Mutismus führt zu erheblichen Beeinträchtigungen.

Abzugrenzende Merkmale

16 verlangsamt

88. Logorrhoisch (F)

Definition

Verstärkter Redefluss.

Erläuterungen und Beispiele

Logorrhoisches Sprechen kann stringent und logisch sein. Es muss nicht in jedem Falle beschleunigt sein.

Beispiele: Logorrhoisch

- Betroffene reißen immer wieder spontan die Gesprächsführung an sich, unterbrechen den Untersucher, sind schwer im Redefluss zu unterbrechen.
- Der Untersucher kommt trotz Bemühen nicht dazu, seine Fragen einzubringen, das Gespräch zu strukturieren.

Hinweise zur Graduierung

„leicht“ Logorrhoe führt zu geringen Beeinträchtigungen.
„schwer“ Logorrhoe führt zu erheblichen Beeinträchtigungen.

Abzugrenzende Merkmale

17 umständlich
22 ideenflüchtig
82 antriebsgesteigert

2.12 Circadiane Besonderheiten

Vorbemerkungen

Hier sollen regelhafte Schwankungen der *gesamten Symptomatik* der Betroffenen während einer 24-Stunden-Periode abgebildet werden. Dabei geht es nicht nur um Tagesschwankungen der Stimmung, sondern auch um regelmäßige Muster im Auftreten anderer Symptome, wie z. B. „Sun-downing“ (abendliche Zunahme von Unruhe) oder circadiane Schwankungen bei einem deliranten Syndrom.

Derartige Veränderungen müssen nicht wirklich jeden Tag vorhanden sein, werden aber doch als relativ „typisches Muster“ erlebt oder beobachtet.

Die Betroffenen berichten darüber oder es wird von Dritten angegeben, dass der gesamte Zustand oder wesentliche Teile der Symptomatik morgens oder abends besser bzw. schlechter seien als zu den jeweils anderen Tageszeiten.

Es gibt verschiedene regelhaft erlebte Tagesverläufe. Zum Beispiel kann es jemandem immer morgens besonders schlecht gehen, dann nach Besserung über den Tag wieder abends schlechter. Merkmal 89 „morgens schlechter“ bedingt also nicht automatisch Merkmal 91 „abends besser“. Nur Merkmal 90 „abends schlechter“ und 91 „abends besser“ schließen sich aus.

89. Morgens schlechter (SF)

Definition

Regelhafte Akzentuierung der Symptomatik am Morgen.

Erläuterungen und Beispiele

Die Symptome, unter denen der Patient leidet oder die man beobachten kann, haben morgens eine deutlich stärkere Ausprägung *(Morgentief)*.

Beispiele: Äußerungen, die auf *morgens schlechter* hinweisen können

- „Morgens habe ich Mühe in Gang zu kommen.“
- „Immer morgens geht es mir schlechter.“
- „Alle sagen, dass ich morgens immer müde und inaktiv bin.“

- „Immer morgens ist die Stimmung im Keller."
- „Morgens gelingt gar nichts."
- „Es ist schon ein Muster, morgens bin ich wie tot."

Hinweise zur Graduierung

„leicht"	Die Tageschwankung darf nur zu geringem Leidensdruck oder geringen Beeinträchtigungen führen.
„schwer"	Die Tageschwankung führt zu erheblichem Leidensdruck oder erheblichen Beeinträchtigungen.

Abzugrenzende Merkmale

Keine

90. Abends schlechter (SF)

Definition

Regelhafte Akzentuierung der Symptomatik am Abend.

Erläuterungen und Beispiele

Die Symptome, unter denen der Patient leidet oder die man beobachten kann, haben abends eine deutlich stärkere Ausprägung *(Abendtief)*.

Beispiele: Äußerungen, die auf *abends schlechter* hinweisen können

- „Abends bin ich oft erschöpft und müde."
- „Immer abends geht es mir schlechter."
- „Alle sagen, dass ich am Abend immer besonders inaktiv bin."
- „Immer am Abend ist die Stimmung im Keller."
- „Eigentlich geht es mir insgesamt nicht gut, aber am Abend ist vor allem die Unruhe besonders schlimm."
- „Tagsüber geht es, aber abends kann ich gar nichts machen, so schlimm ist es."
- „Es ist schon ein Muster, am Abend bin ich immer wie tot."

Hinweise zur Graduierung

„leicht" Die Tageschwankung darf nur zu geringem Leidensdruck oder geringen Beeinträchtigungen führen.

„schwer" Die Tageschwankung führt zu erheblichem Leidensdruck oder erheblichen Beeinträchtigungen.

Abzugrenzende Merkmale

91 abends besser

91. Abends besser (SF)

Definition

Regelhafte Besserung der Symptomatik am Abend.

Erläuterungen und Beispiele

Die Symptome, unter denen der Patient leidet oder die man beobachten kann, haben abends eine deutlich geringere Ausprägung oder sind sogar ganz verschwunden.

Beispiele: Äußerungen, die auf *abends besser* hinweisen können

- „Abends ist alles ein bisschen leichter."
- „Immer abends geht es mir etwas besser."
- „Alle sagen, dass ich immer erst am Abend wieder aktiver bin."
- „Abends merke ich, wie es mir deutlich besser geht."
- „Eigentlich geht es mir insgesamt nicht gut, aber am Abend wird es doch meist besser."
- „Ich bin froh, wenn es endlich Abend wird, dann geht es mir immer besser."
- „Es ist schon ein Muster, am Abend lebe ich ein wenig auf."

Hinweise zur Graduierung

„leicht" Die Veränderung am Abend ist im Vergleich zu anderen Tageszeiten gering ausgeprägt.

„schwer" Die Veränderung am Abend ist im Vergleich zu anderen Tageszeiten stark ausgeprägt.

Abzugrenzende Merkmale

90 abends schlechter

2.13 Andere Störungen

Vorbemerkungen

Hier werden Symptome gruppiert, die den anderen Merkmalsbereichen nicht eindeutig zugeordnet werden können, jedoch klinisch relevant sind.

92. Sozialer Rückzug (SF)

Definition

Rückzug von anderen Menschen.

Erläuterungen und Beispiele

Hier wird der vom Patienten ausgehende Rückzug abgebildet, der zur Verminderung sozialer Kontakte führt. Soziale Isolation trotz erhaltenem Kontaktwunsch und entsprechenden Aktivitäten des Patienten sind hier nicht gemeint.

Beispiele: Sozialer Rückzug

- Ein Patient berichtet, dass er kein Bedürfnis nach sozialen Kontakten hat und sich nicht darum bemüht.
- Eine Patientin weist alle Angebote für soziale Kontakte ab.
- Ein Patient hat wenig Kontakt zu Angehörigen und Freunden oder meidet Mitpatienten auf der Station und zieht sich auf sein Zimmer zurück.

Hinweise zur Graduierung

„leicht“ Sozialer Rückzug darf nur zu geringem Leidensdruck oder geringen Beeinträchtigungen führen.

„schwer“ Sozialer Rückzug führt zu erheblichem Leidensdruck oder erheblichen Beeinträchtigungen.

Abzugrenzende Merkmale

80 antriebsarm
81 antriebsgehemmt
87 mutistisch

93. Soziale Umtriebigkeit (SF)

Definition

Zunahme sozialer Aktivitäten.

Erläuterungen und Beispiele

Der Patient nimmt von sich aus vermehrt Kontakte zu anderen Menschen auf. Dabei handelt es sich meist um oberflächliche und wechselhafte Kontakte. Umtriebigkeit wird von den Mitmenschen häufig als unangenehm, belästigend oder rücksichtslos empfunden, so dass für die Patienten negative Konsequenzen entstehen. Bekannte können sich zurückziehen, Fremde können sich belästigt fühlen und die Polizei rufen.

Beispiele: Soziale Umtriebigkeit

- Ein Patient berichtet, dass er viel mehr soziale Aktivitäten unternimmt als für ihn üblich.
- Ein Patient berichtet, dass er abends oft von Kneipe zu Kneipe ziehe, um Leute zu treffen, was er sonst eigentlich nicht machen würde.
- Eine Patientin nimmt dauernd Kontakt auf und spricht wahllos auch fremde Personen an.

Hinweise zur Graduierung

„leicht“ Soziale Umtriebigkeit darf nur zu geringem Leidensdruck oder geringen Beeinträchtigungen führen.
„schwer“ Soziale Umtriebigkeit führt zu erheblichem Leidensdruck oder erheblichen Beeinträchtigungen.

Abzugrenzende Merkmale

82 antriebsgesteigert
88 logorrhoisch
ZP5 distanzlos

94. Aggressivität (SF)

Definition

Feindseliges und angriffslustiges Verhalten.

Erläuterungen und Beispiele

Hier werden sowohl verbale Aggressivität als auch gewalttätige Handlungen gegen Personen oder Sachen abgebildet. Aggressivität kann sich in Beschimpfungen, Beleidigungen, Bedrohungen, Einschüchterungen, Sachbeschädigungen und Körperverletzungen äußern. Autoaggressivität wird hier nicht abgebildet (vgl. Merkmal 96 „Selbstbeschädigung“ oder Merkmal 95 „Suizidalität“).

Beispiele: Aggressivität

- Ein Patient beschimpft in der Visite das Pflegepersonal als dumm, entschuldigt sich danach aber.
- Eine Patientin versucht, einen Mitarbeiter wegzuschieben und schubst ihn grob zur Seite.
- Ein Patient bedroht andere Patienten, so dass alle Angst vor ihm haben.
- Eine Patientin wirft erregt mit Geschirr um sich.

Hinweise zur Graduierung

„leicht“ Aggressivität darf nur zu geringem Leidensdruck oder geringen Beeinträchtigungen führen.
„schwer“ Aggressivität führt zu erheblichem Leidensdruck oder erheblichen Beeinträchtigungen.

Abzugrenzende Merkmale

67 dysphorisch
68 gereizt
95 Suizidalität
96 Selbstbeschädigung
ZP5 distanzlos

95. Suizidalität (SF)

Definition

Gedanken, Pläne und konkrete Handlungen mit dem Inhalt, nicht mehr leben zu wollen, sterben zu wollen oder sich zu suizidieren.

Erläuterungen und Beispiele

Hier wird ein *breites Spektrum unterschiedlicher Symptome* abgebildet, auch Lebensüberdruss und Todeswünsche ohne konkrete Selbsttötungsgedanken. Wenn imperative Stimmen zum Suizid auffordern, wird neben dem Merkmal 48 „Stimmenhören" auch das Merkmal „Suizidalität" markiert.

Riskante Verhaltensweisen ohne Suizidabsichten (z. B. Risikosportarten oder Rauchen) werden hier nicht abgebildet. Suizidalität lässt sich primär aus Schilderungen des Patienten beurteilen und muss daher unbedingt erfragt werden!

Beispiele: Suizidalität

- Eine Patientin gibt an, nicht mehr leben zu wollen, alles sei ihr zu viel geworden.
- Ein Patient hat eine Menge Tabletten gesammelt, weil eine Stimme ihm dauernd sagt, dass er sich damit umbringen soll.
- Eine Patientin hat keine Freude mehr am Leben, denkt über den Tod nach und hat Suizidgedanken, von denen sie sich jedoch distanzieren kann.
- Ein Patient hat drängende Suizidgedanken, von denen er sich nicht oder nur schwer distanzieren kann.
- Eine Patientin bereitet ihren Suizid vor oder unternimmt einen Suizidversuch.

Hinweise zur Graduierung

„leicht“ Suizidalität darf nur zu geringem Leidensdruck oder geringen Beeinträchtigungen führen.

„schwer“ Suizidalität führt zu erheblichem Leidensdruck oder erheblichen Beeinträchtigungen.

Abzugrenzende Merkmale

96 Selbstbeschädigung

96. Selbstbeschädigung (SF)

Definition

Selbstverletzung ohne Suizidabsicht.

Erläuterungen und Beispiele

Hier werden Verhaltensweisen abgebildet, die der Patient mit der Absicht ausführt, sich selbst zu schädigen. Auch selbstverletzendes Verhalten mit dem Ziel der Spannungsreduktion wird hier abgebildet.

Riskante Verhaltensweisen ohne Absicht einer Selbstschädigung wie beispielsweise riskantes Sexualverhalten, Drogenkonsum, ungesundes Essverhalten, Betreiben von Risikosportarten oder unverhältnismäßige kosmetische Operationen werden hier nicht abgebildet.

Beispiele: Selbstbeschädigung

- Ein Patient verschluckt gefährliche Gegenstände.
- Eine Patientin fügt sich Schnittwunden oder Kratzwunden sowie Brandverletzungen zu.
- Ein Patient schlägt immer wieder mit dem Kopf an die Wand.

Hinweise zur Graduierung

„leicht“ Die Selbstbeschädigung darf nur zu geringem Leidensdruck oder geringen Beeinträchtigungen führen.

„schwer“ Die Selbstbeschädigung führt zu erheblichem Leidensdruck oder erheblichen Beeinträchtigungen. Verletzungen, die eine medizinische Behandlung erfordern, sind immer als schwer zu markieren.

Abzugrenzende Merkmale

94 Aggressivität
95 Suizidalität

97. Mangel an Krankheitsgefühl (S)

Definition

Der Patient fühlt sich nicht krank oder weniger krank, als er tatsächlich ist.

Erläuterungen und Beispiele

Gemeint ist das fehlende Gefühl des Patienten, psychisch oder körperlich krank zu sein. Das Krankheitskonzept des Patienten ist dabei nicht entscheidend: Beispielsweise hat ein hypochondrischer Patient keinen Mangel an Krankheitsgefühl, wenn er sich körperlich krank fühlt, obwohl der Arzt ihn als psychisch krank beurteilt.

Beispiele: Mangel an Krankheitsgefühl

- Ein dementer Patient oder ein manischer Patient, der sich trotz erheblicher Beeinträchtigungen nicht krank fühlt.
- Eine schizophrene Patientin fühlt sich trotz ausgeprägter Negativsymptomatik mit sozialem Rückzug und Antriebsarmut völlig gesund.

Hinweise zur Graduierung

„leicht“ Eine Diskrepanz zwischen der objektiven Schwere der Erkrankung und dem empfundenen Leid ist vorhanden, aber nur gering ausgeprägt.

„schwer“ Es gibt eine erhebliche Diskrepanz zwischen der tatsächlich schwer ausgeprägten Symptomatik und dem empfundenen Leid.

Abzugrenzende Merkmale

98 Mangel an Krankheitseinsicht
99 Ablehnung der Behandlung

98. Mangel an Krankheitseinsicht (S)

Definition

Der Patient sieht seine Beschwerden nicht als Ausdruck seiner psychischen Erkrankung an.

Erläuterungen und Beispiele

Hier wird abgebildet, ob ein Patient Einsicht in seine psychische Krankheit hat. Dabei ist die Diskrepanz zwischen dem objektiv wissenschaftlichen Krankheitsmodell (dem Krankheitsmodel des Untersuchers) und dem Krankheitskonzept des Patienten entscheidend. Krankheitsgefühl und Krankheitseinsicht sind unabhängig voneinander zu beurteilen. Patienten mit einer Manie können über eine gute Krankheitseinsicht verfügen, obwohl sie sich nicht krank fühlen.

Beispiele: Mangel an Krankheitseinsicht

- Ein hypochondrischer Patient, der trotz fehlender Befunde davon überzeugt ist, an einer körperlichen Erkrankung zu leiden, sieht die psychische Komponente seiner Erkrankung aber nicht ein.
- Ein schizophrener Patient schreibt seine akustischen Halluzinationen einem Radiosender zu und erkennt sie nicht als Krankheitssymptome.
- Eine Patientin führt ihre Symptome lediglich auf eine Überforderung zurück, die durch Entlastung weggeht, obwohl tatsächlich die Symptome einer schweren Depression vorhanden sind.

Hinweise zur Graduierung

„leicht“ Nur einzelne Symptome der Krankheit werden auf andere Faktoren zurückgeführt.

„schwer“ Nahezu alle Symptome der Erkrankung werden auf andere Faktoren zurückgeführt. Der Patient hat eine vom Untersucher deutlich abweichende Erklärung seiner Symptome.

Abzugrenzende Merkmale

97 Mangel an Krankheitsgefühl
99 Ablehnung der Behandlung

99. Ablehnung der Behandlung (SF)

Definition

Der Patient lehnt die Behandlung ab oder wehrt sich dagegen.

Erläuterungen und Beispiele

Dieses Merkmal umfasst ein *breites Verhaltensspektrum*. Die Ablehnung der Behandlung kann von unzureichender Mitarbeit bis zur vollständigen Verweigerung der Behandlung reichen.

Beispiele: Ablehnung der Behandlung

- Eine Patientin nimmt Medikamente nur widerwillig und gegen die eigene Überzeugung ein.
- Der Patient verweigert die Medikamenteneinnahme oder nimmt die Medikamente unzuverlässig ein.
- Eine Patientin lehnt eine zwingend erforderliche stationäre Behandlung ab.
- Der Patient kommt immer wieder unpünktlich zu Terminen.
- Die Patientin lehnt eine geplante weitere Diagnostik ab, obwohl sie aus medizinischer Sicht dringend indiziert ist.

Hinweise zur Graduierung

„leicht“ Die Betroffenen lehnen einige nicht unbedingt notwendige Vorschläge zur Behandlung ab.

„schwer“ Die Betroffenen wenden sich gegen Behandlungen, die aus ärztlicher Sicht unbedingt notwendig sind.

Abzugrenzende Merkmale

97 Mangel an Krankheitsgefühl
98 Mangel an Krankheitseinsicht

100. Pflegebedürftigkeit (SF)

Definition

Der Patient ist bei Aktivitäten des täglichen Lebens auf fremde Hilfe angewiesen.

Erläuterungen und Beispiele

Der Patient ist nicht in der Lage, den basalen Anforderungen des täglichen Lebens gerecht zu werden. Die Pflegebedürftigkeit kann als Folge einer körperlichen oder psychischen Krankheit, Behinderung oder Entwicklungsstörung auftreten.

Beispiele: Pflegebedürftigkeit

- Der Betroffene ist vermindert selbstständig beim Essen oder beim An- und Auskleiden.
- Die Betroffenen benötigen Hilfe bei der Körperpflege.
- Der Patient ist bettlägerig und muss gefüttert werden.

Hinweise zur Graduierung

„leicht" Pflegebedürftigkeit darf nur zu geringem Leidensdruck oder geringen Beeinträchtigungen führen.
„schwer" Pflegebedürftigkeit führt zu erheblichem Leidensdruck oder erheblichen Beeinträchtigungen.

Abzugrenzende Merkmale

Keine

Reserve-Merkmale

Unter der Rubrik „R1- bis R-14-Symptome" kann der Untersucher für ihn wichtige psychopathologische Merkmale einfügen, die nicht in den 100 Merkmalen des Psychischen Befundes enthalten sind. Beispielsweise können hier auch die Zusatzmerkmale (ZP1 bis ZP11) eingetragen werden.

Befundunsicherheit

Definition

Unter Befundunsicherheit versteht man den vom Untersucher eingeschätzten Grad der Unsicherheit des gesamten erhobenen Befundes.

Erläuterungen und Beispiele

Die Erhebung des psychopathologischen Befundes anhand des AMDP-Systems ist ein komplexer Prozess, auf den verschiedene Störfaktoren einwirken können. Hierzu zählen u.a. folgende Faktoren:

1. Die Psychopathologie des Patienten selbst (z.B. ausgeprägte Denkstörungen),
2. die Kooperation bzw. Motivation des Patienten,
3. die Suggestibilität des Patienten, d.h. die Bereitschaft des Patienten, auf Fragen diesen schnell zuzustimmen,
4. eine mangelnde Reflexionsfähigkeit des Patienten (z.B. bedingt durch eine Intelligenzminderung),
5. die Zeit für die Exploration war nicht ausreichend,
6. mangelnde Erfahrung des Untersuchers,
7. mangelnde sprachliche Kompetenz des Patienten.

Einer oder mehrere dieser Faktoren können einen Einfluss auf die Zuverlässigkeit der erhobenen Befunde haben. Dies sollte am Ende des Gesprächs in der Rubrik „Befundunsicherheit“ dokumentiert werden.

Hinweise zur Graduierung

„leicht“ Die meisten Symptome konnten zuverlässig beurteilt werden; nur selten wurde die Bewertung „keine Aussage“ vorgenommen.

„schwer“ Bei vielen Symptomen lassen sich gar keine oder nur sehr unsichere Einschätzungen abgeben; oft wurden Bewertungen mit „keine Aussage“ vorgenommen.

2.14 Zusatzmerkmale des Psychischen Befundes

Vorbemerkungen

Die seit 1979 unverändert bestehende Merkmalsauswahl für das AMDP-System wurde im Laufe der Jahre (speziell in AMDP-Seminaren) diskutiert, und es wurden viele Anregungen gegeben, diese zu modifizieren, einzelne Symptome zu ergänzen, andere zu streichen oder umzubenennen.

Argumente für eine *Veränderung* des Merkmalsbestandes sind:

- Einige Symptome sind heute nicht mehr ganz adäquat. So eignen sich z.B. die zwei Merkmale 65 „ängstlich“ und 29 „Phobien“ wenig zur differenzierten Beschreibung der verschiedenen Angststörungen, wie sie gerade auch im ambulanten Bereich häufig sind. Phobie ist zudem kein Symptom, sondern heute eine eigenständige psychiatrische Störungsgruppe.
- Durch veränderte diagnostische Konzepte werden einige Symptome anders gewichtet (z.B. Aufgabe des Konzeptes der endogenen Depression mit aus heutiger Sicht Überbewertung der circadianen Besonderheiten).
- Einige Begriffe klingen im allgemeinen Sprachgebrauch heute unschön oder fast diskriminierend (z.B. Merkmal 78 „affektinkontinent“, 70 „klagsam/jammerig“).
- Es finden sich einige unscharfe Trennungen zwischen Symptomen und diagnostischen Kategorien (z.B. Merkmal 29 „Phobie“, 28 „Hypochondrie“, 87 „mutistisch“).
- Die Konzeptualisierung von Bewusstseinsstörungen als Symptome ist nicht ganz unproblematisch.

Argumente gegen eine *Veränderung* des Merkmalsbestandes sind:

- Eine Ausdehnung des Merkmalsbestandes könnte das System unhandlich und weniger praktikabel machen.

- Eine Veränderung des Merkmalsbestandes oder der Symptomnamen würde eine Vergleichbarkeit mit früheren Anwendungen des Systems (z. B. in der Forschung, aber auch in Krankengeschichten) erschweren oder unmöglich machen.
- Eine Veränderung würde in allen etablierten Systemen (z. B. elektronische Krankengeschichte) zu erheblichen Folgekosten durch notwendige Anpassungen führen.
- Eine Veränderung des Merkmalsbestandes würde zu Problemen bei der bestehenden Syndrombildung führen.
- Vorhandenes Videomaterial für Schulungen wäre nur noch eingeschränkt nutzbar, weil sich die Explorationen auf einen anderen Merkmalsbestand bezogen haben.

Die AMDP-Revisionsgruppe hat sich gegen eine Veränderung des Basismerkmalsbestandes entschieden, vor allem, weil sie die Vergleichbarkeit des Systems mit früheren Anwendungen erhalten wollte. Die Mitglieder der Gruppe waren sich zudem einig, dass heute der größte Nutzen des AMDP-Systems in der Verwendung in Psychopathologie-Trainings liegt und dort die oben genannten „Schwächen" der Symptomauswahl thematisiert und eventuell sogar didaktisch genutzt werden können.

Allerdings schlägt die Arbeitsgruppe einige zusätzliche Symptome vor, die aus ihrer Sicht klinische Relevanz haben und in Trainingsseminaren oft als wichtig genannt wurden. Diese *Zusatzmerkmale (nachfolgend mit ZP1 bis ZP11 bezeichnet)* werden mit dem gleichen formalen Aufbau wie die Kernmerkmale beschrieben und zum Gebrauch bei Bedarf empfohlen. Selbstverständlich erhebt auch der neue, um die Zusatzsymptome ergänzte Merkmalsbestand keinen Anspruch auf Vollständigkeit. Die Nutzung der Zusatzmerkmale sollte aber einige der oben genannten Schwächen der bisherigen Merkmalsauswahl abmildern. Vorgeschlagen wird von der Arbeitsgruppe, in jedem Fall den Kern-Merkmalsbestand mit den 100 Merkmalen in der klinischen Praxis anzuwenden und in Psychopathologie-Seminaren immer wieder zu üben. Die neu definierten Symptome können dann je nach Bedürfnissen der Anwender in der klinischen Praxis einzeln oder als Ganzes ergänzend verwendet werden. Wenn der Dokumentationsbogen eingesetzt wird, können diese

Zusatzsymptome auf dem Bogen dann unter den R-Merkmalen (R1- bis R14-Symptome) eingefügt werden.

Bei Verwendung der Zusatzmerkmale wird im Einzelfall der Bedeutungsrahmen bestehender Merkmale verändert. Als Beispiel kann das Merkmal 65 „ängstlich“ im ursprünglichen Merkmalsbestand gelten. Unter diesem Symptom werden ausdrücklich auch anfallsartig auftretende Ängste (Panikattacken) abgebildet. Wird nun das Zusatzmerkmal ZP1 „Angstanfälle“ verwendet, dürfen eventuell beim Patienten auftretende Angstanfälle nicht doppelt unter Merkmal 65 „ängstlich“ und ZP1 „Angstanfälle“ kodiert werden. In diesem Fall sollen vielmehr die Angstanfälle nur unter ZP1 „Angstanfälle“ markiert werden. „Ängstlich“ wird nur dann zusätzlich markiert, wenn Ängste zusätzlich auch außerhalb der Angstanfälle auftreten. Bei einem Patienten, der ausschließlich schwere Panikattacken und sonst keine anderen Ängste hat, wäre also folgende Markierung zu wählen:

1. Bei Verwendung des ursprünglichen Merkmalsbestandes (100 Symptome): 65 „ängstlich“: schwer.
2. Bei zusätzlicher Verwendung des Zusatzmerkmals ZP1: 65 „ängstlich“: nicht vorhanden. ZP1 „Angstanfälle“: schwer.

ZP1. Angstanfälle (SF)

Definition

Angstanfälle sind plötzlich auftretende und zeitlich klar abgrenzbare Zustände intensiver Angst, die häufig mit körperlichen Symptomen verbunden sind. Sie können „aus heiterem Himmel“ oder in bestimmten Situationen auftreten.

Erläuterungen und Beispiele

Angstanfälle (synonym *Panikattacken*) können mit mehreren der folgenden psychischen oder körperlichen Symptome einhergehen: Herzklopfen oder Herzrasen, Schwitzen, Zittern oder Beben, Mundtrockenheit, Atemnot, Erstickungsgefühle,

Hyperventilation, Druck oder Enge in der Brust, Übelkeit oder Magen-Darm-Beschwerden, Schwindel-, Unsicherheits-, Ohnmachts- oder Benommenheitsgefühle, Derealisation oder Depersonalisation, Parästhesie, Hitzewallungen oder Kälteschauer sowie die Angst, verrückt oder ohnmächtig zu werden, die Kontrolle zu verlieren oder zu sterben. Diese Symptome sind dann zusätzlich im Somatischen oder Psychischen Befund zu markieren.

Angstanfälle beginnen plötzlich und erreichen schnell ihre maximale Ausprägung. Sie können situationsgebunden oder unerwartet auftreten. Angstanfälle sind unspezifische Symptome, die nicht nur bei der Agoraphobie, sondern auch bei anderen psychischen oder somatischen Erkrankungen vorkommen können.

Treten Angstanfälle zusammen mit dem Merkmal 29 „Phobien" auf, werden diese zusätzlich kodiert.

Beispiele: Angstanfälle

- Ein Angstanfall führt dazu, dass der Patient seinen Arbeitsplatz oder eine Familienfeier verlassen muss oder wiederholt den Notarzt ruft.
- Immer wieder auftretende Angstanfälle führen dazu, dass eine Patientin nur in Begleitung das Haus verlassen kann.
- Ein Patient bekommt aus heiterem Himmel Herzrasen, fühlt sich benommen und einer Ohnmacht nahe.

Hinweise zur Graduierung

„leicht" Angstanfälle dürfen nur zu geringem Leidensdruck oder geringen Beeinträchtigungen führen.

„schwer" Angstanfälle führen zu erheblichem Leidensdruck oder erheblichen Beeinträchtigungen.

Abzugrenzende Merkmale

28 Hypochondrie
29 Phobien
44 Hypochondrischer Wahn
65 ängstlich

ZP2. Beschleunigtes Denken (S)

Definition

Subjektives Gefühl, dass die Gedanken schneller gehen.

Erläuterungen und Beispiele

Der Patient erlebt sein Denken als beschleunigt, die Gedanken sind schnell bis rasend. Sie werden aber nicht als drängend (Merkmal 21 „Gedankendrängen“) oder ungeordnet erlebt.

Beispiele: Äußerungen, die auf *beschleunigtes Denken* hinweisen können

- „Meine Gedanken laufen viel schneller als sonst.“
- „Meine Gedanken rasen fast.“

Hinweise zur Graduierung

„leicht“ Beschleunigtes Denken darf nur zu geringem Leidensdruck oder geringen Beeinträchtigungen führen.

„schwer“ Beschleunigtes Denken führt zu erheblichem Leidensdruck oder erheblichen Beeinträchtigungen.

Abzugrenzende Merkmale

21 Gedankendrängen
22 ideenflüchtig
88 logorrhoisch

ZP3. Beziehungsideen (S)

Definition

Gefühl, dass zufällige Ereignisse für den Patienten eine ungewöhnliche Bedeutung haben.

Erläuterungen und Beispiele

Dinge in der Umgebung werden ohne objektivierbaren Anlass vom Patienten auf sich bezogen. Der Patient fühlt sich im Mittelpunkt von Ereignissen. Im Gegensatz zum Wahn liegen jedoch *keine* unkorrigierbaren Überzeugungen vor. Der Patient hat das Gefühl, die Aufmerksamkeit anderer auf sich zu ziehen, kann jedoch noch auf Nachfragen Dritter dies als nicht realistisch ansehen. Auch *eigentümliches und magisches Denken* kann hier abgebildet werden, wenn es den beschriebenen „pathologischen Ich-Bezug" hat.

Beispiele: Äußerungen, die auf *Beziehungsideen* hinweisen können

- „Ich habe manchmal das Gefühl, dass die Leute im Bus über mich reden könnten, aber das kann ja eigentlich nicht sein".
- „In der Öffentlichkeit habe ich immer das Gefühl, dass mich die Leute wegen meiner abstehenden Ohren anstarren."

Hinweise zur Graduierung

„leicht" Beziehungsideen dürfen nur zu geringem Leidensdruck oder geringen Beeinträchtigungen führen.
„schwer" Beziehungsideen führen zu erheblichem Leidensdruck oder erheblichen Beeinträchtigungen.

Abzugrenzende Merkmale

27 Misstrauen
33 Wahnstimmung
34 Wahnwahrnehmung
36 Wahngedanken
39 Beziehungswahn
40 Beeinträchtigungs- und Verfolgungswahn

ZP4. Desorganisiert (SF)

Definition

Schwierigkeiten, einzelne Handlungsschritte bei Alltagsaktivitäten in eine sinnvolle Reihenfolge zu bringen, um ein gesetztes Ziel zu erreichen.

Erläuterungen und Beispiele

Gemeint sind die beeinträchtigte Handlungsplanung, die gestörte Organisation und Kontrolle der einzelnen Handlungsschritte sowie die unangemessene Reaktion auf Fehler oder Hindernisse. Einfache Handlungsstörungen (z. B. das Befolgen einer einfachen Aufforderung) sind hier nicht gemeint, sondern nur Störungen bei komplexen, d. h. mehrschrittigen Aufgaben. Patienten erreichen die von ihnen gewählten Ziele nicht, weil sie Handlungsschritte abbrechen, die richtige Reihenfolge durcheinanderbringen oder bei eintretenden Schwierigkeiten unangemessen und nicht flexibel reagieren.

Beispiele: Desorganisiert

- In der Ergotherapie kann die mehrschrittige Bearbeitung eines Werkstücks nicht ohne Hilfe bewerkstelligt werden, obgleich die einzelnen Schritte jeweils für sich gelingen.
- Ein Patient kann der Bitte, einen Lebenslauf zu erstellen, nicht nachkommen, obwohl er die relevanten Daten präzise benennen kann.
- Die Vorbereitungen auf den Besuch von Gästen gelingen nicht (z. B. Einkaufen, Tisch decken, Kochen).

Hinweise zur Graduierung

„leicht“ Desorganisation darf nur zu geringem Leidensdruck oder geringen Beeinträchtigungen führen.

„schwer“ Desorganisation führt zu erheblichem Leidensdruck oder erheblichen Beeinträchtigungen.

Abzugrenzende Merkmale

9 Auffassungsstörungen
10 Konzentrationsstörungen
11 Merkfähigkeitsstörungen
12 Gedächtnisstörungen
80 antriebsarm
81 antriebsgehemmt

ZP5. Distanzlos (F)

Definition

Unangemessene Verringerung der interpersonellen Distanz.

Erläuterungen und Beispiele

Distanzlosigkeit kann sich durch zu große körperliche Nähe zeigen (z. B. zu nahe am anderen stehen, jemanden „auf die Pelle rücken") oder in Gesprächen den anderen ständig berühren. Auch der nonverbale (z. B. jemanden unangemessen lange, durchdringend anschauen („anstarren") oder der verbale Kommunikationsstil können auffällig sein.

Auch wenn das Verhalten als wahrheitsliebend oder als unverblümte Direktheit kaschiert wird, soll es hier markiert werden. Distanzlose Menschen werden als zudringlich, plump vertraulich, aufdringlich, belästigend oder penetrant erlebt.

Distanzverhalten muss immer im soziokulturellen Kontext des Patienten beurteilt werden!

Beispiele: Distanzlos

- Es kann z. B. die Du-Form benutzt werden, obwohl keine persönliche Verbindung besteht.
- Das Verhalten kann unangemessen sein (z. B. beim Besuch ungefragt Bücher aus dem Regal nehmen).
- Es werden unangemessen persönliche Fragen gestellt (z. B. nach finanziellen Verhältnissen, Sexualität usw.).
- Andere werden durch zu große Offenheit bezüglich eigener Angelegenheiten in Verlegenheit gebracht.

Hinweise zur Graduierung

„leicht" Distanzlosigkeit führt zu geringen Beeinträchtigungen.

„schwer" Distanzlosigkeit führt zu erheblichem Leidensdruck oder erheblichen Beeinträchtigungen.

Abzugrenzende Merkmale

93 Soziale Umtriebigkeit

ZP6. Gedankenlautwerden (S)

Definition

Hören der eigenen Gedanken.

Erläuterungen und Beispiele

Der Patient hört seine eigenen Gedanken wie eine Stimme laut im Kopf, wobei ihm aber bewusst ist, dass es sich um seine eigenen Gedanken handelt. Wenn der Patient davon ausgeht, dass auch andere seine Gedanken hören, weil sie laut werden, soll dies zusätzlich unter Merkmal 55 „Gedankenausbreitung“ abgebildet werden.

Beispiele: Gedankenlautwerden

- Ein Patient antwortet auf die Frage nach Stimmen: „Das sind meine eigenen Gedanken, die ich höre. Die werden laut, wenn es still wird“.
- Ein Patient gibt an, seine Gedanken wie ein Echo zu hören.
- Ein Patient zieht sich von anderen zurück, weil er seine eigenen Gedanken laut hört, so als habe er gesprochen, was ihn ängstigt und verunsichert.

Hinweise zur Graduierung

„leicht“ Gedankenlautwerden darf nur zu geringem Leidensdruck oder geringen Beeinträchtigungen führen.

„schwer“ Gedankenlautwerden führt zu erheblichem Leidensdruck oder erheblichen Beeinträchtigungen.

Abzugrenzende Merkmale

48 Stimmenhören
55 Gedankenausbreitung
56 Gedankenentzug

ZP7. Impulsiv (SF)

Definition

Plötzliches, vorschnelles und unreflektiertes Handeln, das durch äußere Reize oder inneren Anstoß ausgelöst wird.

Erläuterungen und Beispiele

Impulsivität bezeichnet eine erhöhte Bereitschaft, einem inneren Drang oder äußeren Reizen zu folgen, ohne kritisches Abwägen zu handeln und vorschnell Entscheidungen zu treffen. Die Handlung selbst sowie die möglichen negativen Folgen für sich und andere werden nicht bedacht. Die Konsequenzen des eigenen Handelns können auch bewusst sein, sie verhindern oder verzögern die Reaktionen jedoch nicht. Hier wird auch abgebildet, wenn Patienten voreilig, ohne nachzudenken etwas sagen und es hinterher bereuen.

Impulsives Verhalten aus emotionaler Erregung wie Wut oder Jähzorn ist hier auch abzubilden.

Beispiele: Impulsiv

- Personen äußern Gedanken und Ideen spontan, auch wenn sie verletzend sind oder zum eigenen Nachteil gereichen.
- Patienten können einem Untersucher beispielsweise ins Wort fallen, stehen unvermittelt auf oder brechen das Gespräch ab.
- Sie berichten davon, dass sie im Alltag schwer abwarten können oder berichten von unbedachten Geldausgaben oder Vertragsabschlüssen.

Hinweise zur Graduierung

„leicht" Impulsivität darf nur zu geringem Leidensdruck oder geringen Beeinträchtigungen führen.
„schwer" Impulsivität führt zu erheblichem Leidensdruck oder erheblichen Beeinträchtigungen.

Abzugrenzende Merkmale

68 gereizt
77 affektlabil

78 affektinkontinent
94 Aggressivität

ZP8. Körperbildstörung (S)

Definition

Unangemessen negative oder verzerrte Wahrnehmung des eigenen Körpers oder einzelner Körperteile.

Erläuterungen und Beispiele

Das Körperbild umfasst die gegenwärtigen emotionalen und kognitiven Bewertungen einzelner Körperregionen oder der ganzen eigenen Gestalt. Eine Körperbildstörung besteht dann, wenn ein Patient eine unangemessen negative Bewertung seines Körpers vornimmt und gleichzeitig der körperlichen Erscheinung hohe Bedeutung zuschreibt, sodass aus dem vermeintlichen Unterschied zwischen dem Ideal und der negativen Selbsteinschätzung eine erhebliche emotionale Belastung entsteht. Die korrigierenden Rückmeldungen anderer wirken in der Regel nicht emotional entlastend. Die negative Bewertung des eigenen Körpers besteht, obwohl nach objektiven Kriterien oder nach Fremdbeurteilung keine Fehlbildungen oder normale Gewichtsverhältnisse bestehen. Dysmorphophobes Erleben wird hier ebenfalls abgebildet.

Beispiele: Körperbildstörung

- Eine Patientin ist so unzufrieden mit ihrer Nase, dass sie sich hässlich fühlt, nicht mehr aus dem Haus gehen mag und sich operieren lassen will, obwohl die Nase objektiv nicht missgestaltet ist. Sie verschuldet sich für die Operationen und nimmt mögliche gesundheitliche Komplikationen in Kauf, um ihrem Idealbild zu entsprechen.
- Eine untergewichtige junge Patientin fühlt sich zu dick, ist intensiv mit den Gedanken an ihr vermeintliches Übergewicht, die gewünschte Gewichtsabnahme und die Reduktion ihres Bauchfettes beschäftigt.

- Ein Patient ist trotz durchschnittlicher Körperstatur der Auffassung, dass sein Körper schwach und schmächtig ist und geht deswegen täglich für mehrere Stunden ins Fitnessstudio, nimmt trotz negativer gesundheitlicher Folgen Anabolika zu sich und kontrolliert ständig den Umfang seiner Muskeln, um den Fortschritt seiner Bemühungen zu überprüfen.

Hinweise zur Graduierung

„leicht" Die Körperbildstörung darf nur zu geringem Leidensdruck oder geringen Beeinträchtigungen führen.
„schwer" Die Körperbildstörung führt zu erheblichem Leidensdruck oder erheblichen Beeinträchtigungen.

Abzugrenzende Merkmale

28 Hypochondrie
44 Hypochondrischer Wahn
51 Körperhalluzinationen
54 Depersonalisation

ZP9. Schamgefühle (S)

Definition

Gefühl von Befangenheit, Schüchternheit und/oder Verlegenheit, weil sich jemand durch Wahrnehmung, Beobachtung und/oder Beurteilung der eigenen Person bloßgestellt erlebt.

Erläuterungen und Beispiele

Es handelt sich hierbei um ein Gefühl, das subjektiv erlebt wird, häufig gibt es auch gewisse Hinweise aus dem Verhalten. Letztlich müssen aber zur Beurteilung Angaben der Betroffenen zum Symptom vorhanden sein.

Die Abgrenzung von Merkmal 73 „Schuldgefühle" kann schwierig sein. Während Schuldgefühle sehr häufig mit dem Gefühl von Verantwortung für unterlassene oder umgesetzte Handlungen verbunden sind, betrifft Scham das Selbsterleben und die Intimität und bezieht sich immer auf den realen oder innerlich vorgestellten sozialen Raum. Oft ist die Scham aus Mimik, Gestik und anderen Aspekten des interpersonellen Verhaltens erkennbar. Es kann zu Erröten kommen oder zum Senken des Blickes, wenn sich jemand als bloßgestellt erlebt oder einen Achtungsverlust befürchtet. Schamgefühle können auch ohne reale äußere Bewertung entstehen, wenn z. B. Menschen den für sie geltenden moralischen Werten nicht gerecht werden.

Beispiele: Schamgefühle

- Ein erfolgreicher Geschäftsmann fühlt sich durch die Untreue der Partnerin gegenüber anderen bloßgestellt und beschämt. Weil er abfällige Bewertungen seiner Kollegen und Bekannten fürchtet, meidet er private und berufliche Kontakte zu Menschen, die davon wissen.
- Eine schwer adipöse Patientin schämt sich zutiefst für ihre Körperform und verlässt daher kaum noch das Haus, aus Angst vor abfälligen Blicken und Bemerkungen.

Hinweise zur Graduierung

„leicht“ Schamgefühle dürfen nur zu geringem Leidensdruck oder geringen Beeinträchtigungen führen.

„schwer“ Schamgefühle führen zu erheblichem Leidensdruck oder erheblichen Beeinträchtigungen.

Abzugrenzende Merkmale

29 Phobien
65 ängstlich
73 Schuldgefühle

ZP10. Überwertige Ideen (S)

Definition

Ideen, die für einen Patienten eine hohe individuelle Bedeutung haben, die aber von anderen nur schwer nachvollzogen werden können.

Erläuterungen und Beispiele

Bei überwertigen Ideen liegen eine eigentümliche und auffällige Fixierung und übermäßige Beschäftigung des Patienten mit bestimmten Ideen vor. Diese können sich auf gängige Konzepte und Lebensinhalte beziehen wie Ernährungsformen, sportliche Betätigung oder auch ungewöhnliche Inhalte haben (besondere Glaubensinhalte oder politische oder wissenschaftliche Theorien). Die Ideen sind für den Betroffenen mit starken Emotionen verbunden und können einen Einfluss auf die Lebensgestaltung haben bzw. diese entscheidend prägen. Oft besteht ein starker Wunsch, andere von der Richtigkeit zu überzeugen.

Überwertige Ideen sind im Unterschied zum Wahn *noch korrigierbar* und können vom Untersucher im lebensgeschichtlichen oder sozialen Kontext des Patienten nachvollzogen werden.

Beispiele: Überwertige Ideen

- Ein Patient zeigt sich überzeugt, dass seine Nachbarn heimlich Kirschen von seinen Bäumen stehlen. Er beschwert sich darüber und macht bei der Polizei eine Anzeige. Die Polizisten können ihn mühsam davon überzeugen, dass Vögel seine Kirschen vertilgt haben.
- Ein Patient ist davon überzeugt, dass zu viel Trinkwasser verbraucht wird, er stellt sein Leben auf das Einsparen von Trinkwasser ein, kauft einen alten Bauernhof mit Brunnen, baut Sickergruben und Filteranlagen und wäscht sich und seine Kleidung nur selten. Er ist sich seiner Sonderrolle bewusst und akzeptiert, dass andere anders darüber denken.
- Ein Patient beschäftigt sich intensiv mit Hygiene-Themen, benutzt aus Angst vor Kontamination mit Krankheitserregern keine öffentlichen Toiletten und desinfiziert das Besteck in Restaurants. Er liest einschlägige Fachliteratur und informiert sich über aktuelle Desinfektionsmittel und Resistenzprofile. Zu Hause darf niemand die Wohnung ohne Desinfektion betreten und auch Einkäufe werden vor dem Einräumen desinfiziert. Der Patient ist sich seiner besonderen Sorgfalt in Hygienefragen bewusst, empfindet aber andere zu unvorsichtig im Umgang mit Krankheitserregern.

Hinweise zur Graduierung

„leicht“ Überwertige Ideen dürfen nur zu geringem Leidensdruck oder geringen Beeinträchtigungen führen.
„schwer“ Überwertige Ideen führen zu erheblichem Leidensdruck oder erheblichen Beeinträchtigungen.

Abzugrenzende Merkmale

34 Wahngedanken

ZP11. Wortfindungsstörungen (SF)

Definition

Den Patienten fallen beim Sprechen Worte und Bezeichnungen nicht ein, die sie eigentlich verwenden wollten, sodass der Redefluss unterbrochen ist.

Erläuterungen und Beispiele

Im Gespräch gerät die Person inmitten eines Satzes ins Stocken, weil sie das folgende Wort nicht weiß. Sie wählt vielfach in derartigen Situationen Umschreibungen oder Umwege, die das fehlende Wort entbehrlich machen. Menschen, die eloquent sind, können mit Wortfindungsstörungen meist besser umgehen.

Beispiele: Wortfindungsstörungen

- Patientin: „In dem Moment fiel das Mädchen in den ... äh, also sie fiel ins Wasser“.
- Eine anderer Patient kann auf die Wortfindungsstörung reagieren und sagt: „...ach, fällt mir gerade nicht ein“ oder „... ist ja ärgerlich, ich komme nicht drauf!“.

Hinweise zur Graduierung

„leicht“ Wortfindungsstörungen dürfen nur zu geringem Leidensdruck oder geringen Beeinträchtigungen führen.
„schwer“ Wortfindungsstörungen führen zu erheblichem Leidensdruck oder erheblichen Beeinträchtigungen.

Abzugrenzende Merkmale

14 gehemmt
15 verlangsamt
24 gesperrt/Gedankenabreißen

3 Somatischer Befund

3.1 Vorbemerkungen

Im Kapitel 2.1 sind auch für den Somatischen Befund gültige Ausführungen bezüglich Systematik und Struktur der Merkmale gemacht worden. Obwohl sich die meisten somatischen Symptome selbst erklären, wird auch hier die Struktur (Vorbemerkung, Definition, Erläuterung und Beispiele, Graduierung, Abzugrenzende Merkmale) beibehalten.

In der Regel handelt es sich um *berichtete Beschwerden* (S-Merkmale), wie z. B. Schlafstörungen oder Appetenzstörungen. Sie müssen nach den allgemeinen Regeln (vgl. Kapitel 1.4 und Kapitel 1.5) beurteilt und abgebildet werden. Körperliche Beschwerden werden sehr unterschiedlich wahrgenommen (z. B. Merkmal 112 „Übelkeit", Merkmal 115 „Obstipation", Merkmal 126 „Kopfdruck", Merkmal 127 „Rückenbeschwerden"). *Objektivierbare Störungen* (F-Items) sind die Ausnahme (z. B. Merkmal 132 „Rigor" und Merkmal 139 „Nystagmus"). Letztlich gilt es jedoch auch hier, den Entscheidungsbaum (vgl. Abbildung 1 auf Seite 21) zu beachten, vor allem, um falsch negative Markierungen zu vermeiden. Bei der *Schweregradbemessung* sind, wie bei den Merkmalen des Psychischen Befundes, das subjektive Leid und der Einfluss auf das alltägliche Leben entscheidend.

Der Somatische Befund wurde ursprünglich zusammengestellt, um unerwünschte Wirkungen bzw. Nebenwirkungen in Psychopharmakastudien abzubilden. Der Somatische Befund ermöglicht es jedoch auch, bei psychischen Störungen relevante Symptome zu dokumentieren. In Abweichung vom meist in der Medizin üblichen Sprachgebrauch ist mit dem Begriff *Befund* nicht das Ergebnis einer körperlichen Untersuchung gemeint. Vielmehr werden die Symptome in der Regel aus Informationen innerhalb einer Gesprächssituation beurteilt. Allerdings sind viele Symptome auch im Gespräch (z. B. Merkmal 110 „Hypersalivation" oder Merkmal 134 „Tremor") oder bei stationären Aufenthalten auch aus Informationen des Pflegepersonals (z. B. Merkmal 101 „Einschlafstörungen" oder Merkmal 104 „Früherwachen") objektivierbar. Bei vielen Symptomen handelt es sich um eine rein subjektive Beschwerdeschilderung (z. B. Merkmal 112 „Übelkeit" oder Merkmal 106 „Appetit vermindert").

Da die meisten Symptome selbsterklärend sind, wurde im Unterschied zu den Merkmalen des Psychischen Befundes meist auf umfangreiche Erläuterungen und Beispiele verzichtet.

3.2 Schlaf- und Vigilanzstörungen

Vorbemerkungen

Hierbei handelt es sich um Beeinträchtigung des Schlafes und die Erfassung von Müdigkeit beim Patienten. Insbesondere beim Schlaf gibt es eine große Schwankungsbreite der individuellen Norm. Eine allgemeine Norm als Referenzkriterium ist problematisch. Deshalb ist ein intraindividueller Vergleich mit der prämorbiden Individual-Norm unumgänglich. Entscheidend ist das subjektive Erleben des Patienten.

101. Einschlafstörungen (S)

Definition

Verlängerung der Zeit bis zum Einschlafen.

Erläuterungen und Beispiele

Im Vordergrund steht das Erleben des Patienten über eine Verzögerung oder eine Erschwernis, Schlaf zu finden. Üblicherweise dauert der Vorgang des Einschlafens (Einschlaflatenz) beim Gesunden nicht länger als 30 Minuten, auch wenn intraindividuelle Differenzen vorkommen. Die „passive Hingabe" an den Schlaf ist erschwert, der Patient wendet dem Einschlafvorgang besondere Aufmerksamkeit zu (z. B. registriert er die verlängerte Zeit).

Hinweise zur Graduierung

„leicht“ Einschlafstörungen dürfen nur zu geringem Leidensdruck oder geringen Beeinträchtigungen führen.

„schwer“ Einschlafstörungen führen zu erheblichem Leidensdruck oder erheblichen Beeinträchtigungen.

Abzugrenzende Merkmale

102 Durchschlafstörungen
103 Verkürzung der Schlafdauer

102. Durchschlafstörungen (S)

Definition

Der Schlaf ist durch mehrmaliges Aufwachen unterbrochen.

Erläuterungen und Beispiele

Der Patient wacht mehrmals wieder auf und registriert diese Störung, kann jedoch wieder einschlafen. Da mehrmalige kurze Unterbrechungen des Schlafes häufig physiologisch vorkommen, gehört zum klinischen Begriff der „Durchschlafstörungen“, dass sich der Patient am darauffolgenden Tag an die Unterbrechung seines Schlafes erinnert.

Hinweise zur Graduierung

„leicht“ Durchschlafstörungen dürfen nur zu geringem Leidensdruck oder geringen Beeinträchtigungen führen.

„schwer“ Durchschlafstörungen führen zu erheblichem Leidensdruck oder erheblichen Beeinträchtigungen.

Abzugrenzende Merkmale

101 Einschlafstörungen
103 Verkürzung der Schlafdauer
104 Früherwachen

103. Verkürzung der Schlafdauer (S)

Definition

Verkürzung der Gesamtschlafdauer in der Nacht.

Erläuterungen und Beispiele

Die „normale" Gesamtschlafdauer bei Gesunden ist interindividuell sehr variabel, intraindividuell aber ziemlich konstant. In der Regel empfindet man die Verkürzung seiner Schlafdauer als Beeinträchtigung (Qualitätsminderung), allerdings gibt es auch eine Verkürzung der Schlafdauer ohne Leidensdruck (z. B. bei manischen Syndromen).

Hinweise zur Graduierung

„leicht" Die Verkürzung der Schlafdauer darf nur zu geringem Leidensdruck oder geringen Beeinträchtigungen führen.

„schwer" Die Verkürzung der Schlafdauer führt zu erheblichem Leidensdruck oder erheblichen Beeinträchtigungen.

Abzugrenzende Merkmale

101 Einschlafstörungen
102 Durchschlafstörungen
104 Früherwachen

104. Früherwachen (S)

Definition

Deutliche Vorverlegung des Aufwachzeitpunktes, verbunden mit der Unmöglichkeit, wieder einschlafen zu können.

Erläuterungen und Beispiele

Der Betroffene wacht deutlich früher als üblich auf und kann nicht wieder einschlafen. Das Nicht-Wieder-Einschlafen-Können wird als unangenehm bis quälend erlebt.

Hinweise zur Graduierung

„leicht“ Früherwachen darf nur zu geringem Leidensdruck oder geringen Beeinträchtigungen führen.
„schwer“ Früherwachen führt zu erheblichem Leidensdruck oder erheblichen Beeinträchtigungen.

Abzugrenzende Merkmale

102 Durchschlafstörungen
103 Verkürzung der Schlafdauer

105. Müdigkeit (SF)

Definition

Gefühl verminderter Wachheit und damit verbundener Abnahme der Frische bis hin zur Neigung einzuschlafen.

Erläuterungen und Beispiele

Die *Hypersomnie* (deutlich vermehrtes Schlafen) soll ebenfalls hier abgebildet werden. Der Grund für die Müdigkeit spielt keine Rolle; auch die Müdigkeit, die als Nebenwirkung von Psychopharmaka auftreten kann, wird hier markiert. Wenn bei Müdigkeit auch das Gefühl der verminderten körperlichen Frische und Kraft auftritt, muss zusätzlich Merkmal 62 „Störung der Vitalgefühle“ markiert werden.

Hinweise zur Graduierung

„leicht“ Müdigkeit darf nur zu geringem Leidensdruck oder geringen Beeinträchtigungen führen.
„schwer“ Müdigkeit führt zu erheblichem Leidensdruck oder erheblichen Beeinträchtigungen.

Abzugrenzende Merkmale

1 Bewusstseinsverminderung
62 Störung der Vitalgefühle

3.3 Appetenzstörungen

Vorbemerkungen

Neben dem Verlangen nach Nahrung (Appetit) wird hier auch das Verlangen nach anderen Triebbefriedigungen (Durst, Sexualität) erfasst. Die Appetenz kann vermindert oder verstärkt sein.

106. Appetit vermindert (S)

Definition

Vermindertes Verlangen nach Nahrung, verminderter Genuss am Essen oder Trinken.

Erläuterungen und Beispiele

Der Patient kann im Gegensatz zu früher oft keine „Lieblingsspeisen" mehr nennen. Die Freude am Essen ist vermindert oder verloren gegangen. Der Patient muss sich zum Essen zwingen oder zum Essen oder Trinken angehalten werden.

Hinweise zur Graduierung

„leicht" Verminderter Appetit darf nur zu geringem Leidensdruck oder geringen Beeinträchtigungen führen.
„schwer" Verminderter Appetit führt zu erheblichem Leidensdruck oder erheblichen Beeinträchtigungen.

Abzugrenzende Merkmale

100 Pflegebedürftigkeit

107. Appetit vermehrt (S)

Definition

Verstärktes Verlangen nach Nahrung.

Erläuterungen und Beispiele

Die Appetitvermehrung kann sich in einem ständigen Hungergefühl äußern, aber auch in einer Steigerung der „Esslust" zwischen den üblichen Mahlzeiten bis hin zu sog. „Fressattacken". Die Patienten essen mehrfach am Tag, sie „naschen" zwischendurch, stehen gelegentlich nachts auf, um noch eine Mahlzeit zu sich zu nehmen. Auch das verstärkte Verlangen nach speziellen Nahrungsmitteln (z. B. Süßigkeiten) ist hier abzubilden.

Hinweise zur Graduierung

„leicht"	Vermehrter Appetit darf nur zu geringem Leidensdruck oder geringen Beeinträchtigungen führen.
„schwer"	Vermehrter Appetit führt zu erheblichem Leidensdruck oder erheblichen Beeinträchtigungen.

Abzugrenzende Merkmale

31 Zwangsimpulse
32 Zwangshandlungen
108 Durst vermehrt

108. Durst vermehrt (S)

Definition

Der Patient hat das vermehrte Bedürfnis zu trinken.

Erläuterungen und Beispiele

Ein vermehrtes Durstgefühl kann sehr unterschiedliche Ursachen haben. Es führt zu einer Erhöhung der Trinkmenge.

Eine extrem vermehrte Trinkmenge, die nicht mit einem vermehrten Durstgefühl einhergeht, ist hier *nicht* abzubilden (z. B. wenn ein psychotischer Patient unter dem Einfluss imperativer Stimmen große Mengen Wasser trinkt).

Hinweise zur Graduierung

„leicht“ Vermehrter Durst darf nur zu geringem Leidensdruck oder geringen Beeinträchtigungen führen.
„schwer“ Vermehrter Durst führt zu erheblichem Leidensdruck oder erheblichen Beeinträchtigungen.

Abzugrenzende Merkmale

31 Zwangsimpulse
32 Zwangshandlungen
107 Appetit vermehrt

109. Sexualität vermindert (S)

Definition

Herabsetzung des sexuellen Verlangens.

Erläuterungen und Beispiele

Da die sexuelle Appetenz erheblichen interindividuellen Differenzen unterliegt und es einen allgemein gültigen Normwert nicht gibt, ist hier der intraindividuelle Vergleich heranzuziehen.

Hinweise zur Graduierung

„leicht“ Verminderte Sexualität darf nur zu geringem Leidensdruck oder geringen Beeinträchtigungen führen.
„schwer“ Verminderte Sexualität führt zu erheblichem Leidensdruck oder erheblichen Beeinträchtigungen.

Abzugrenzende Merkmale

Keine

3.4 Gastrointestinale Störungen

Vorbemerkungen

Für die Abbildung der folgenden Symptome ist es unerheblich, ob diese im Rahmen einer vorbestehenden oder der zugrundeliegenden (somatischen oder psychischen) Erkrankung oder als unerwünschte Arzneimittelwirkung auftreten.

110. Hypersalivation (SF)

Definition

Vermehrter Speichelfluss.

Erläuterungen und Beispiele

Bei plausibel berichtetem verstärktem Speichelfluss, der jedoch nicht sichtbar ist, soll mindestens „leicht" markiert werden.

Hinweise zur Graduierung

„leicht" Hypersalivation darf nur zu geringem Leidensdruck oder geringen Beeinträchtigungen führen.
„schwer" Hypersalivation führt zu erheblichem Leidensdruck oder erheblichen Beeinträchtigungen.

Abzugrenzende Merkmale

Keine

111. Mundtrockenheit (S)

Definition

Gefühl der Mundtrockenheit, verminderter Speichelfluss.

Erläuterungen und Beispiele

Mundtrockenheit soll unabhängig von der Ursache, also auch bei vermuteter Medikamentennebenwirkung, markiert werden.

Hinweise zur Graduierung

„leicht“ Mundtrockenheit darf nur zu geringem Leidensdruck oder geringen Beeinträchtigungen führen.
„schwer“ Mundtrockenheit führt zu erheblichem Leidensdruck oder erheblichen Beeinträchtigungen.

Abzugrenzende Merkmale

Keine

112. Übelkeit (S)

Definition

Empfinden von Übelkeit oder Brechreiz.

Erläuterungen und Beispiele

Unwohlsein über längere Zeit, das noch nicht zu Erbrechen führt. Wenn es auch zum Erbrechen kommt, soll Merkmal 113 „Erbrechen“ zusätzlich markiert werden.

Hinweise zur Graduierung

„leicht“ Übelkeit darf nur zu geringem Leidensdruck oder geringen Beeinträchtigungen führen.
„schwer“ Übelkeit führt zu erheblichem Leidensdruck oder erheblichen Beeinträchtigungen.

Abzugrenzende Merkmale

113 Erbrechen
114 Magenbeschwerden

113. Erbrechen (SF)

Definition

Spontanes oder provoziertes Erbrechen.

Erläuterungen und Beispiele

Meist geht dem Erbrechen auch ein Übelkeitsgefühl oder Brechreiz voraus. Symptom 112 „Übelkeit“ soll dann zusätzlich markiert werden.

Hinweise zur Graduierung

„leicht“ Erbrechen darf nur zu geringem Leidensdruck oder geringen Beeinträchtigungen führen.
„schwer“ Erbrechen führt zu erheblichem Leidensdruck oder erheblichen Beeinträchtigungen.

Abzugrenzende Merkmale

112 Übelkeit

114. Magenbeschwerden (S)

Definition

In der Magenregion lokalisierte Beschwerden.

Erläuterungen und Beispiele

Berichtet wird von Völlegefühl, Aufstoßen, Sodbrennen, Luftschlucken oder Magenschmerzen.

Hinweise zur Graduierung

„leicht“ Magenbeschwerden dürfen nur zu geringem Leidensdruck oder geringen Beeinträchtigungen führen.
„schwer“ Magenbeschwerden führen zu erheblichem Leidensdruck oder erheblichen Beeinträchtigungen.

Abzugrenzende Merkmale

112 Übelkeit
113 Erbrechen

115. Obstipation (S)

Definition

Erschwerter Stuhlgang oder Verstopfung.

Erläuterungen und Beispiele

Da die Informationen zum Somatischen Befund des AMDP-Systems in der Regel aus den Angaben des Patienten resultieren, können hier meist nur die subjektiven Angaben des Patienten herangezogen werden. Es sei denn, Angehörige oder Pflegepersonen sagen dezidiert etwas anderes.

Hinweise zur Graduierung

„leicht“ Obstipation darf nur zu geringem Leidensdruck oder geringen Beeinträchtigungen führen.
„schwer“ Obstipation führt zu erheblichem Leidensdruck oder erheblichen Beeinträchtigungen.

Abzugrenzende Merkmale

28 Hypochondrie (nicht wahnhaft)
44 hypochondrischer Wahn

116. Diarrhoe (S)

Definition

Häufigere und weichere Stühle (Durchfall).

Erläuterungen und Beispiele

Die medizinische Definition von Diarrhoe geht von einem weicheren (wässrigen) Stuhlgang aus, der mehr als dreimal am Tag besteht. Die individuelle Bandbreite der Verdauungsfunktion und des Stuhlgangs ist beträchtlich.

Hinweise zur Graduierung

„leicht“ Diarrhoe darf nur zu geringem Leidensdruck oder geringen Beeinträchtigungen führen.
„schwer“ Diarrhoe führt zu erheblichem Leidensdruck oder erheblichen Beeinträchtigungen.

Abzugrenzende Merkmale

Keine

3.5 Kardio-respiratorische Störungen

Vorbemerkungen

Symptome aus diesem Bereich sind oft mit Angst, Unruhe u.a. verbunden. Die Phänomene werden unabhängig von möglichen psychischen oder körperlichen Ursachen registriert. Allenfalls sollen die entsprechenden Symptome aus dem Psychischen Befund (z.B. Merkmale 65 „ängstlich“, 28 „Hypochondrie“, 29 „Phobien“, 83 „motorisch unruhig“) zusätzlich markiert werden.

117. Atembeschwerden (SF)

Definition

Erschwerung der Atmung.

Erläuterungen und Beispiele

Die Patienten klagen darüber, dass sie nicht richtig durchatmen können bzw. Erstickungsgefühle haben, oder sie berichten über ein Engegefühl in der Brust. Die Erschwerung der Atmung wird subjektiv erlebt und plausibel berichtet oder ist eventuell auch für den Beobachter sichtbar.

Hinweise zur Graduierung

„leicht“ Atembeschwerden dürfen nur zu geringem Leidensdruck oder geringen Beeinträchtigungen führen.
„schwer“ Atembeschwerden führen zu erheblichem Leidensdruck oder erheblichen Beeinträchtigungen.

Abzugrenzende Merkmale

Keine

118. Schwindel (SF)

Definition

Jede Form von Schwindelgefühl einschließlich orthostatischer Beschwerden.

Erläuterungen und Beispiele

Auch das Gefühl, gleich umzufallen, kann Ausdruck von Schwindel sein.

Beispiele: Äußerungen, die auf *Schwindel* hinweisen können

- „Mir ist schwindlig.“
- „Alles dreht sich.“
- „Mir wird schwarz vor Augen.“
- „Ich fühle mich wie auf einem schwankenden Schiff.“

Hinweise zur Graduierung

„leicht“ Schwindel darf nur zu geringem Leidensdruck oder geringen Beeinträchtigungen führen.
„schwer“ Schwindel führt zu erheblichem Leidensdruck oder erheblichen Beeinträchtigungen.

Abzugrenzende Merkmale

112 Übelkeit

119. Herzklopfen (S)

Definition

Verstärkt gespürter, beschleunigter oder unregelmäßiger Herzschlag.

Erläuterungen und Beispiele

Der Patient berichtet über „Herzjagen" oder „Herzrasen"; manche Menschen fühlen „das Herz im Hals schlagen" oder ein „Herzstolpern".

Hinweise zur Graduierung

„leicht" Herzklopfen darf nur zu geringem Leidensdruck oder geringen Beeinträchtigungen führen.
„schwer" Herzklopfen führt zu erheblichem Leidensdruck oder erheblichen Beeinträchtigungen.

Abzugrenzende Merkmale

117 Atembeschwerden
118 Schwindel
120 Herzdruck

120. Herzdruck (S)

Definition

„Beklemmende", eventuell als stechend oder drückend empfundene Herzbeschwerden, die entweder als äußerer oder als innerer Druck auf das Herz erlebt werden.

Erläuterungen und Beispiele

Der Patient „spürt" sein Herz auf unangenehme Weise. So wird z.B. die Kleidung über dem Herzen als störend „zu schwer" empfunden. Der Herzschlag wird als „zu hart", „zu stark" erlebt.

Hinweise zur Graduierung

„leicht“ Herzdruck darf nur zu geringem Leidensdruck oder geringen Beeinträchtigungen führen.
„schwer“ Herzdruck führt zu erheblichem Leidensdruck oder erheblichen Beeinträchtigungen.

Abzugrenzende Merkmale

117 Atembeschwerden
118 Schwindel
119 Herzklopfen

3.6 Andere vegetative Störungen

121. Akkommodationsstörungen (S)

Definition

Beeinträchtigung der Fähigkeit des Auges zur Scharfeinstellung beim Fixieren, Verschwommensehen.

Erläuterungen und Beispiele

Diese Störungen reichen von im Subjektiven bleibenden Behinderungen (bei der Naheinstellung werden z. B. einzelne Buchstaben undeutlich) bis hin zur Unfähigkeit zu lesen, zu stricken oder andere handwerkliche Tätigkeiten auszuführen. Häufig sind Akkommodationsstörungen als unerwünschte Wirkungen bei Psychopharmakotherapien zu beobachten und sollen dann auch abgebildet werden.

Andere Visusstörungen (z. B. „Schleiersehen“) werden hier *nicht* erfasst.

Hinweise zur Graduierung

„leicht“ Akkommodationsstörungen dürfen nur zu geringem Leidensdruck oder geringen Beeinträchtigungen führen.

„schwer“ Akkommodationsstörungen führen zu erheblichem Leidensdruck oder erheblichen Beeinträchtigungen.

Abzugrenzende Merkmale

Keine

122. Schwitzen vermehrt (SF)

Definition

Verstärkte Schweißneigung oder Schweißausbrüche.

Erläuterungen und Beispiele

Es kommt zu ungewöhnlich vermehrtem Schweiß auf der Stirn, feuchten Händen, vermehrtem Achselschweiß bis hin zu Schwitzen am ganzen Körper.

Hinweise zur Graduierung

„leicht“ Vermehrtes Schwitzen darf nur zu geringem Leidensdruck oder geringen Beeinträchtigungen führen.
„schwer“ Vermehrtes Schwitzen führt zu erheblichem Leidensdruck oder erheblichen Beeinträchtigungen.

Abzugrenzende Merkmale

Keine

123. Seborrhoe (SF)

Definition

Vermehrte Talgdrüsenproduktion.

Erläuterungen und Beispiele

Der Patient wirkt „wie eingefettet“. Dies zeigt sich häufig und bevorzugt an behaarten Körperteilen.

Hinweise zur Graduierung

„leicht“ Seborrhoe darf nur zu geringem Leidensdruck oder geringen Beeinträchtigungen führen.
„schwer“ Seborrhoe führt zu erheblichem Leidensdruck oder erheblichen Beeinträchtigungen.

Abzugrenzende Merkmale

Keine

124. Miktionsstörungen (S)

Definition

Unterschiedliche Störungen der Blasenentleerung.

Erläuterungen und Beispiele

Hier sollen auch erschwerte Miktion, Pollakisurie und Enuresis erfasst werden. Unter Psychopharmakotherapie tritt nicht selten eine Verzögerung der Blasenentleerung auf, die hier auch abgebildet werden soll. Bei Patienten mit Angstsymptomatik findet man manchmal eine Pollakisurie. Sedierte Patienten berichten gelegentlich über unwillkürlichen Urinabgang (z. B. in der Nacht).

Hinweise zur Graduierung

„leicht“ Miktionsstörungen dürfen nur zu geringem Leidensdruck oder geringen Beeinträchtigungen führen.
„schwer“ Miktionsstörungen führen zu erheblichem Leidensdruck oder erheblichen Beeinträchtigungen.

Abzugrenzende Merkmale

Keine

125. Menstruationsstörungen (S)

Definition

Abweichungen vom normalen Menstruationszyklus oder außergewöhnliche Beschwerden im Zusammenhang mit der Menstruation.

Erläuterungen und Beispiele

Gemeint sind sowohl zeitliche Abweichungen von der Menstruation als auch andere körperliche Beschwerden in Zusammenhang mit der Menstruation, wie z. B. Bauchschmerzen (Dysmenorrhoe) oder verstärkte Blutungen (Hypermenorrhoe).

Hinweise zur Graduierung

„leicht"	Menstruationsstörungen dürfen nur zu geringem Leidensdruck oder geringen Beeinträchtigungen führen.
„schwer"	Menstruationsstörungen führen zu erheblichem Leidensdruck oder erheblichen Beeinträchtigungen.

Abzugrenzende Merkmale

Keine

3.7 Weitere Störungen

126. Kopfdruck (S)

Definition

Verstärkter Druck oder Schmerz im Kopf.

Erläuterungen und Beispiele

Hier wird eine Reihe von unterschiedlichen Beschwerden, wie z. B. Kopfdruck, „dumpfes Gefühl im Kopf", Kopfschmerz, erfasst.

Beispiele: Äußerungen, die auf *Kopfdruck* hinweisen können

- „Ich habe so ein Ziehen im Kopf."
- „Über der Stirn ist ein unangenehmes Druckgefühl."
- „In meinem Kopf habe ich so ein dumpfes Gefühl."
- „Auf der rechten Seite ist ein wahnsinnig starker Kopfschmerz."

Hinweise zur Graduierung

„leicht" Kopfdruck darf nur zu geringem Leidensdruck oder geringen Beeinträchtigungen führen.
„schwer" Kopfdruck führt zu erheblichem Leidensdruck oder erheblichen Beeinträchtigungen.

Abzugrenzende Merkmale

51 Körperhalluzinationen
54 Depersonalisation

127. Rückenbeschwerden (S)

Definition

Hier werden die unterschiedlichsten Formen von Rückenbeschwerden erfasst.

Erläuterungen und Beispiele

Schmerzen, Spannungsgefühle und Druckbeschwerden am Rücken, die entweder umschrieben oder diffus, konstant oder wechselnd vorhanden sind.

Beispiele: Äußerungen, die auf *Rückenbeschwerden* hinweisen können

- „Mein Rücken ist ganz verkrampft."
- „Um die Schultern herum sind, vor allem wenn ich länger sitze, ziemlich starke Schmerzen."
- „Am Kreuz ist ein dauernder Druck."

Hinweise zur Graduierung

„leicht“ Rückenbeschwerden dürfen nur zu geringem Leidensdruck oder geringen Beeinträchtigungen führen.
„schwer“ Rückenbeschwerden führen zu erheblichem Leidensdruck oder erheblichen Beeinträchtigungen.

Abzugrenzende Merkmale

51 Körperhalluzinationen

128. Schweregefühl in den Beinen (S)

Definition

Die Beine werden als schwerer gegenüber sonst empfunden.

Erläuterungen und Beispiele

Hier werden Empfindungen erfasst, die sich auf ein Gefühl der Schwere in den Beinen beziehen.

Beispiele: Äußerungen, die auf *Schweregefühl in den Beinen* hinweisen können

- „Meine Beine sind schwer und schlapp.“
- „Das Gehen fällt mir schwer, die Beine sind wie aus Blei.“
- „Meine Knie sind ganz weich, ich kann gar nicht mehr richtig fest stehen.“

Hinweise zur Graduierung

„leicht“ Schweregefühl in den Beinen darf nur zu geringem Leidensdruck oder geringen Beeinträchtigungen führen.
„schwer“ Schweregefühl in den Beinen führt zu erheblichem Leidensdruck oder erheblichen Beeinträchtigungen.

Abzugrenzende Merkmale

51 Körperhalluzinationen
54 Depersonalisation

62 Störung der Vitalgefühle
105 Müdigkeit

129. Hitzegefühl (S)

Definition

Der Patient fühlt sich subjektiv wärmer oder heißer als sonst, obwohl weder eine entsprechende Außentemperatur noch Fieber vorliegt.

Erläuterungen und Beispiele

Hier werden ganz unterschiedliche Erscheinungsformen von Hitzegefühlen erfasst wie Hitzewallungen, Flush-Phänomene, aufsteigende Hitze.

Beispiele: Äußerungen, die auf *Hitzegefühl* hinweisen können

- „Manchmal habe ich so richtige Hitzewallungen."
- „Wenn ich unter Menschen bin, wird mir oft ganz heiß."
- „In letzter Zeit ist mir innerlich ganz warm, als ob ich Fieber hätte."

Hinweise zur Graduierung

„leicht" Hitzegefühl darf nur zu geringem Leidensdruck oder geringen Beeinträchtigungen führen.
„schwer" Hitzegefühl führt zu erheblichem Leidensdruck oder erheblichen Beeinträchtigungen.

Abzugrenzende Merkmale

51 Körperhalluzinationen

130. Frösteln (S)

Definition

Frieren ohne äußeren Anlass.

Erläuterungen und Beispiele

Beispiele: Äußerungen, die auf *Frösteln* hinweisen können

- „Obwohl die Heizung ganz hochgestellt ist, ist mir dauernd kalt."
- „Hin und wieder friert es mich, so dass ich denke, ich hätte vielleicht Fieber."

Hinweise zur Graduierung

„leicht" Frösteln darf nur zu geringem Leidensdruck oder geringen Beeinträchtigungen führen.
„schwer" Frösteln führt zu erheblichem Leidensdruck oder erheblichen Beeinträchtigungen.

Abzugrenzende Merkmale

Keine

131. Konversionssymptome (SF)

Definition

Auf keiner körperlichen Erkrankung beruhende neurologische Störungen.

Erläuterungen und Beispiele

Konversionssymptome werden heute auch als *dissoziative Symptome* bezeichnet. Es sind neurologische Ausfälle, die unmittelbar in der Untersuchung zu beobachten sind oder aber unzweifelhaft für den Dokumentationszeitraum angegeben werden, bei denen aber kein organisches Korrelat gefunden werden kann. Es besteht meist eine nahe zeitliche Verbindung zu traumatisierenden Ereignissen, unlösbaren oder unerträglichen Konflikten oder gestörten Beziehungen. Hierunter fallen z. B. psychogene Aphonie, psychogene Blindheit oder Taubheit, psychogene Amnesie, psychogene Lähmungen, psychogene Gang- oder Standataxie (Abasie/Astasie). Psychogene „epileptische" Anfälle und Bewusstseinsstörungen, psychogene Sensibilitätsstörungen werden hier ebenfalls abgebildet.

Psychogene vegetative Störungen werden hier nicht erfasst. Rein subjektive Beschwerden (z.B. Schwindel) werden hier auch nicht abgebildet, sofern sie nicht gleichzeitig zu einer fassbaren „neurologischen" Symptomatik führen (z.B. Standataxie infolge psychogenen Schwindels).

Hinweise zur Graduierung

„leicht" Konversionssymptome dürfen nur zu geringem Leidensdruck oder geringen Beeinträchtigungen führen.

„schwer" Konversionssymptome führen zu erheblichem Leidensdruck oder erheblichen Beeinträchtigungen.

Abzugrenzende Merkmale

Keine

3.8 Neurologische Störungen

Vorbemerkungen

Die Auswahl der folgenden neurologischen Störungen zielt darauf ab, während einer Behandlung aufgetretene Nebenwirkungen, insbesondere im extrapyramidal-motorischen System, festzuhalten. Die Markierung soll jedoch unabhängig von der vermuteten Pathogenese eines neurologischen Symptoms erfolgen; ein essenzieller Tremor wird daher z.B. in gleicher Form abgebildet wie ein Tremor, der unter Behandlung mit Neuroleptika (im Rahmen eines Parkinsonoids) aufgetreten ist.

132. Rigor (F)

Definition

Rigor ist eine bei Erkrankungen des extrapyramidal-motorischen Systems auftretende Muskeltonuserhöhung, die von Anfang bis Ende einer passiven Bewegung spürbar ist.

Erläuterungen und Beispiele

Die Prüfung des Rigors erfolgt durch passive Bewegung der willkürlich entspannten Muskulatur, beispielsweise am Nacken (Ante- und Retroflexion sowie Drehbewegungen der Halswirbelsäule) oder an den Handgelenken (Beugung und Streckung, Pronation und Supination). Die Muskeltonuserhöhung erinnert an den Widerstand einer Wachskerze beim Abbiegen. Von einem Zahnradphänomen spricht man, wenn rhythmische Sperrungen des Bewegungsablaufes auftreten.

Hinweise zur Graduierung

„leicht“ Rigor darf nur zu geringem Leidensdruck oder geringen Beeinträchtigungen führen.
„schwer“ Rigor führt zu erheblichem Leidensdruck oder erheblichen Beeinträchtigungen.

Abzugrenzende Merkmale

Keine

133. Muskeltonus erniedrigt (SF)

Definition

Ein erniedrigter Muskeltonus ist gekennzeichnet durch einen verringerten Dehnungswiderstand der willkürlich entspannten Muskulatur.

Erläuterungen und Beispiele

Typisch ist eine Überdehnbarkeit der Gelenke.

Hinweise zur Graduierung

„leicht“ Erniedrigter Muskeltonus darf nur zu geringem Leidensdruck oder geringen Beeinträchtigungen führen.
„schwer“ Erniedrigter Muskeltonus führt zu erheblichem Leidensdruck oder erheblichen Beeinträchtigungen.

Abzugrenzende Merkmale

Keine

134. Tremor (SF)

Definition

Zittern. Rhythmisch aufeinanderfolgende Kontraktionen antagonistisch wirkender Muskeln.

Erläuterungen und Beispiele

Hier werden der *Ruhetremor* (v.a. beim Parkinson-Syndrom) und der *Haltetremor* (z.B. essenzieller Tremor) erfasst. Die Prüfung erfolgt durch Beobachtung des entspannten Patienten (v.a. Kopf und Extremitäten) und Halteversuche (z.B. Armvorhalteversuch). Intentionstremor ist unter Merkmal 138 „Ataxie" abzubilden.

Hinweise zur Graduierung

„leicht" Tremor darf nur zu geringem Leidensdruck oder geringen Beeinträchtigungen führen.
„schwer" Tremor führt zu erheblichem Leidensdruck oder erheblichen Beeinträchtigungen.

Abzugrenzende Merkmale

135 Dyskinesien
138 Ataxie

135. Dyskinesien (SF)

Definition

Motorische Fehlfunktionen bei Störungen des extrapyramidalmotorischen Systems.

Erläuterungen und Beispiele

Dyskinesien können als Nebenwirkung von Neuroleptika auftreten, entweder als akutes dystones Syndrom (Frühdyskinesien, z.B. Zungen-/Schlundkrampf) oder nach längerfristiger Einnahme (Spätdyskinesien, häufig als Hyperkinesien der Zunge und Gesichtsmuskulatur).

Auch Dyskinesien anderer Genese (z.B. bei Chorea Huntington) sind hier abzubilden.

Hinweise zur Graduierung

„leicht"	Dyskinesien dürfen nur zu geringem Leidensdruck oder geringen Beeinträchtigungen führen.
„schwer"	Dyskinesien führen zu erheblichem Leidensdruck oder erheblichen Beeinträchtigungen.

Abzugrenzende Merkmale

134 Tremor
138 Ataxie

136. Hypokinesien (SF)

Definition

Verarmte und verlangsamte physiologische Mitbewegungen, Willkür- und Reaktivbewegungen, zumeist als Ausdruck einer Störung des extrapyramidal-motorischen Systems.

Erläuterungen und Beispiele

Der Start und die Durchführung von Bewegungen können zögernd sein, Bewegungen können steckenbleiben. Der Gang kann kurzschrittig sein, die Schrift kleiner werden. Mimik und Gestik können verarmen. Die Mitbewegung der Arme kann ein- oder beidseitig herabgesetzt oder aufgehoben sein. Die Sprache kann rauer und leiser werden. Manche Patienten berichten darüber, dass es ihnen schwerer fällt oder unmöglich ist, sich im Bett herumzudrehen.

Hinweise zur Graduierung

„leicht" Hypokinesien dürfen nur zu geringem Leidensdruck oder geringen Beeinträchtigungen führen.
„schwer" Hypokinesien führen zu erheblichem Leidensdruck oder erheblichen Beeinträchtigungen.

Abzugrenzende Merkmale

80 antriebsarm

137. Akathisie (SF)

Definition

Unfähigkeit, ruhig zu sitzen oder zu stehen.

Erläuterungen und Beispiele

Die Akathisie äußert sich als unangenehm erlebter Bewegungsdrang zumeist in den Armen oder Beinen, wobei eine tatsächliche Bewegung dem Patienten allenfalls für kurze Zeit Erleichterung verschafft. Im Stehen kann eine charakteristische Trippelmotorik auftreten.

Hinweise zur Graduierung

„leicht" Akathisie darf nur zu geringem Leidensdruck oder geringen Beeinträchtigungen führen.
„schwer" Akathisie führt zu erheblichem Leidensdruck oder erheblichen Beeinträchtigungen.

Abzugrenzende Merkmale

69 innerlich unruhig

138. Ataxie (SF)

Definition

Störung des geordneten Zusammenwirkens von Muskelgruppen bei zielgerichteten Bewegungen oder beim Einnehmen von Haltungen.

Erläuterungen und Beispiele

Man unterscheidet eine Rumpfataxie (Schwanken des Rumpfes im Sitzen) und eine Standataxie (Fallneigung im Stehen) von gliedataktischen Störungen, die sich als Unsicherheit im Arm- oder Beinhalteversuch oder als „Zickzack" bei Zielbewegungen (Finger-Nase-Versuch oder Knie-Hacken-Versuch) zeigen können (bis hin zum Intentionstremor, der daher auch hier markiert wird). Aus einer Rumpfataxie oder einer Gliedataxie der Beine kann eine Gangataxie resultieren.

Hinweise zur Graduierung

„leicht" Ataxie darf nur zu geringem Leidensdruck oder geringen Beeinträchtigungen führen.
„schwer" Ataxie führt zu erheblichem Leidensdruck oder erheblichen Beeinträchtigungen.

Abzugrenzende Merkmale

134 Tremor

139. Nystagmus (F)

Definition

Unwillkürliche, rhythmische Augenbewegungen.

Erläuterungen und Beispiele

Die unwillkürlichen Augenbewegungen bestehen aus zwei unmittelbar aufeinanderfolgenden Phasen: Beim *Rucknystagmus* ist die Bewegung in die eine Richtung schnell, in die Gegenrichtung langsamer, beim *Pendelnystagmus* sind beide Phasen gleich schnell. Nystagmus kann in Ruhestellung bestehen (Spontannystagmus) oder nur beim Blick in eine bestimmte Richtung (Blickrichtungsnystagmus) und kann durch bestimmte Kopf- bzw. Körperhaltungen (Lagenystagmus) oder Bewegungen (Lagerungsnystagmus) provozierbar sein.

Der physiologische Endstellnystagmus und der optokinetische Nystagmus werden hier *nicht* abgebildet.

Hinweise zur Graduierung

„leicht“ ist zu markieren, wenn außer einem horizontalen Blickrichtungsnystagmus kein pathologischer Nystagmus zu beobachten ist.

„schwer“ ist zu markieren, wenn ein Spontannystagmus zu beobachten ist.

Abzugrenzende Merkmale

Keine

140. Parästhesien (S)

Definition

Sensible Empfindungsstörung im Versorgungsgebiet eines Hautnervens.

Erläuterungen und Beispiele

Hier sind alle Formen von sensiblen Reizerscheinungen abzubilden, also nicht nur Parästhesien im eigentlichen Sinne, sondern *auch* Dysästhesien (als unangenehm empfundene sensible Reizerscheinungen).

Die unangenehmen sensiblen Reizerscheinungen werden vom Patienten mit Begriffen wie „Kribbeln“, „Ameisenlaufen“ oder „Elektrisieren“ oder auch als spezifische Schmerzen beschrieben.

Hinweise zur Graduierung

„leicht“ Parästhesien dürfen nur zu geringem Leidensdruck oder geringen Beeinträchtigungen führen.

„schwer“ Parästhesien führen zu erheblichem Leidensdruck oder erheblichen Beeinträchtigungen.

Abzugrenzende Merkmale

51 Körperhalluzinationen

Seitendifferenzen

„ja“ ist zu markieren, wenn mindestens bei einem der Merkmale 132 bis 140 ein sicherer Unterschied zwischen der linken und rechten Körperhälfte besteht.

Cerebrale Krampfanfälle

„ja“ ist zu markieren, wenn im Beobachtungszeitraum mindestens ein wahrscheinlicher, generalisierter oder fokaler Krampfanfall aufgetreten ist. Psychogene Anfälle werden unter Merkmal 131 „Konversionssymptome“ markiert.

Reserve-Merkmale

Unter der Rubrik „R1- bis R7-Symptome“ kann der Untersucher für ihn wichtige somatische Merkmale einfügen, die nicht in den 40 Merkmalen des Somatischen Befundes enthalten sind. Beispielsweise können hier auch die Zusatzmerkmale (ZS1 bis ZS3) eingetragen werden (vgl. Kapitel 3.9).

3.9 Zusatzmerkmale des Somatischen Befundes

Vorbemerkungen

Die Symptome des Somatischen Befundes wurden in der Vergangenheit weniger kritisch diskutiert als diejenigen des Psychischen Befundes. Die 40 Merkmale decken bereits jetzt ein weites Spektrum klinisch relevanter Symptome ab, sowohl im Hinblick auf die Erfassung von Nebenwirkungen als auch hinsichtlich ihrer Anwendung als diagnostische Kriterien in ICD-10/-11 und DSM-5 (z.B. Symptome für depressive Episode, Major Depression). Zudem umfassen einige Symptome i.S. von Sammelmerkmalen verschiedene Teilaspekte somatischer Beeinträchtigungen.

Die *Zusatzmerkmale* (nachfolgend mit ZS1 bis ZS3 bezeichnet) werden mit dem gleichen formalen Aufbau wie die bisherigen Merkmale beschrieben und zum Gebrauch bei Bedarf empfohlen. Selbstverständlich erhebt auch der neue, um die Zusatzsymptome ergänzte Merkmalsbestand keinen Anspruch auf Vollständigkeit. Vorgeschlagen wird, in jedem Fall den Grundmerkmalsbestand mit den 40 Merkmalen in der klinischen Praxis anzuwenden. Die neu definierten Symptome können dann, je nach Bedürfnissen der Anwender, ergänzend verwendet werden. Wenn der Dokumentationsbogen eingesetzt wird, können diese Zusatzsymptome auf dem Bogen dann unter den R-Merkmalen vermerkt werden.

ZS1. Parasomnien (SF)

Definition

Ungewöhnliches Erleben oder ungewöhnliche Handlungen, die in Verbindung mit dem Schlaf, speziellen Schlafstadien oder Schlaf-Wach-Übergängen auftreten.

Erläuterungen und Beispiele

Bei den Parasomnien handelt es sich um verschiedene schlafassoziierte Auffälligkeiten des Erlebens und Verhaltens. Unterschieden wird vor allem zwischen:

- Schlafwandeln (Somnambulismus),
- Pavor Nocturnus/Schlafterror (plötzliches Erwachen aus dem Tiefschlaf mit lautem Angstschrei und körperlichen wie seelischen Zeichen von intensiver Furcht),
- Alpträume (Angstträume),
- REM-Schlaf-Verhaltensstörung (mehrfaches Erwachen aus dem REM-Schlaf mit „Fortsetzung“ der geträumten Reaktionen, z. B. Schreie, Abwehrbewegungen usw. „Traumaktiviertes Verhalten“),
- Restless Legs (Unangenehmer Bewegungsdrang der Beine betont in Ruhe und beim Einschlafen).

Hinweise zur Graduierung

„leicht“ Parasomnien dürfen nur zu geringem Leidensdruck oder geringen Beeinträchtigungen führen.

„schwer“ Parasomnien führen zu erheblichem Leidensdruck oder erheblichen Beeinträchtigungen.

Abzugrenzende Merkmale

101 Einschlafstörungen
102 Durchschlafstörungen
103 Verkürzung der Schlafdauer
104 Früherwachen

ZS2. Sexualität vermehrt (S)

Definition

Steigerung des sexuellen Verlangens oder der sexuellen Aktivität im Vergleich mit dem sonst gewohnten Niveau.

Erläuterungen und Beispiele

Da sexuelle Appetenz und Aktivitäten erheblichen interindividuellen Differenzen unterliegen und ein allgemein gültiger Normwert nicht gegeben werden kann, ist hier in der Regel der intraindividuelle Vergleich heranzuziehen.

Sexuelles Verlangen wird vom Patienten als deutlich abweichend (vermehrt) zum Gewohnten berichtet oder von anderen berichtet.

Hinweise zur Graduierung

„leicht" Vermehrte Sexualität darf nur zu geringem Leidensdruck oder geringen Beeinträchtigungen führen.
„schwer" Vermehrte Sexualität führt zu erheblichem Leidensdruck oder erheblichen Beeinträchtigungen.

Abzugrenzende Merkmale

82 antriebsgesteigert
93 Soziale Umtriebigkeit

ZS3. Sexuelle Funktionsstörungen (SF)

Definition

Störungen verschiedener sexueller Funktionen.

Erläuterungen und Beispiele

Hier werden verschiedene Formen sexueller Funktionsstörungen abgebildet, welche die vom Patienten gewünschte sexuelle Betätigung beeinträchtigen oder verhindern.

- Erektionsstörungen,
- Orgasmusstörungen (Anorgasmie, reduzierte Häufigkeit, Verminderung der Intensität),

- Ejaculatio praecox,
- Dyspareunie/Vaginismus (Schmerzen während des Sexualverkehrs).

Hinweise zur Graduierung

„leicht"	Sexuelle Funktionsstörungen dürfen nur zu geringem Leidensdruck oder geringen Beeinträchtigungen führen.
„schwer"	Sexuelle Funktionsstörungen führen zu erheblichem Leidensdruck oder erheblichen Beeinträchtigungen.

Abzugrenzende Merkmale

109 Sexualität vermindert

Literatur

Seit Einführung des AMP/AMDP-Systems sind mehrere hundert Arbeiten erschienen, in denen das System eingesetzt wurde resp. selbst Gegenstand der Überprüfung war. Eine Aufzählung aller theoretischen wie empirischen Arbeiten ist an dieser Stelle nicht möglich, ebenso wenig eine Aufzählung der Sprachen, in die AMDP übersetzt worden ist (u.a. Englisch, Französisch, Italienisch, Portugiesisch; vgl. z.B. Bobon et al., 1983), neuere Übersetzungen liegen auch in manualisierter Form vor (siehe unten). Nachfolgend findet sich daher nur eine Auswahl von Arbeiten zum AMDP-System. In den Übersichten sind Angaben zu den meisten AMP/AMDP-Arbeiten enthalten. Aufgeführt sind nachfolgend auch die wichtigsten Arbeiten, auf denen die Entwicklung des Systems basiert sowie die bisherigen Auflagen, in denen sich gleichfalls eine Vielzahl von Literaturverweisen finden.

Darüber hinaus dient das AMDP-System (vor allem der Psychische Befund) in vielen deutschsprachigen Lehrbüchern, die hier aus Platzgründen nicht aufgeführt werden können, als Basis der Darstellung der Psychopathologie.

Grundlagen für Entwicklung des AMDP-Systems

Bleuler, E. (1969). *Lehrbuch der Psychiatrie* (11., von M. Bleuler überarbeitete Aufl.). Berlin: Springer. https://doi.org/10.1007/978-3-662-00125-7

Jaspers, K. (1959). *Allgemeine Psychopathologie* (7. Aufl.). Berlin: Springer.

Kraepelin, E. (1887). *Psychiatrie* (2. Aufl.). Leipzig: Abel.

Schneider, K. (1967). *Klinische Psychopathologie* (8. Aufl.). Stuttgart: Thieme.

Auflagen des AMP-/AMDP-Systems (chronologische Reihenfolge)

AMP (1971). *Das AMP-System. Manual zur Dokumentation psychiatrischer Befunde*. Berlin: Springer.

AMP (1972). *Das AMP-System. Manual zur Dokumentation psychiatrischer Befunde* (2., korrigierte und erweiterte Aufl.). Berlin: Springer.

AMDP (1979). *Das AMDP-System. Manual zur Dokumentation psychiatrischer Befunde* (3. Aufl.). Berlin: Springer.

AMDP (1981). *Das AMDP-System. Manual zur Dokumentation psychiatrischer Befunde* (4., korrigierte Aufl.). Berlin: Springer.

AMDP (1995). *Das AMDP-System. Manual zur Dokumentation psychiatrischer Befunde* (5., neubearbeitete Aufl.). Göttingen: Hogrefe.

AMDP (1997). *Das AMDP-System. Manual zur Dokumentation psychiatrischer Befunde* (6., unveränderte Aufl.). Göttingen: Hogrefe.

AMDP (2000). *Das AMDP-System. Manual zur Dokumentation psychiatrischer Befunde* (7., unveränderte Aufl.). Göttingen: Hogrefe.

AMDP (2007). *Das AMDP-System. Manual zur Dokumentation psychiatrischer Befunde* (8., überarbeitete Aufl.). Göttingen: Hogrefe.

AMDP (2016). *Das AMDP-System. Manual zur Dokumentation psychiatrischer Befunde* (9., überbearbeitete Aufl.). Göttingen: Hogrefe.

AMDP (2018). *Das AMDP-System. Manual zur Dokumentation psychiatrischer Befunde* (10., korrigierte Aufl.). Göttingen: Hogrefe.

Aktuelle fremdsprachige Manuale zum AMDP-System

Associação para Metodologia e Documentação em Psiquiatria (AMDP) (Orgs.) (2016). *O Sistema AMDP. Manual de documentação de achados diagnóstocos psiquiátricos*. São Paulo: Editora Hogrefe CETEPP.

Association pour la Méthodologie et, la Documentation en Psychiatrie (AMDP) (Collectif) (2019). *Le Système AMDP. Manuel d'evaluation et de documentation de la sémiologie psychiatrique*. Paris: Editions Hogrefe France.

Broome, M.R., Bottlender, R., Rösler, M. & Stieglitz, R.-D. (2018). *The AMDP system. Manual for the assessment and documentation of psychopathology in psychiatry* (9th ed.). Göttingen: Hogrefe Publishing.

Mazzi, F., Perkmann, P., Stieglitz, R.-D., Trabert, W., Lega, I., Grandi, S., Neri, G. & Rigatelli, M. (2012). *AMDP-8. Manuale per la metodologia e la documentazione della diagnosis in psichiatri*. Firenze: Guintio.

Übersichten zum AMP-/AMDP-System

Bobon, D., Baumann, U., Angst, J., Helmchen, H. & Hippius, H. (Eds.). (1983). *AMDP-System in pharmacopsychiatry*. Basel: Karger.

Baumann, U. & Stieglitz, R.-D. (1983). *Testmanual zum AMDP-System*. Berlin: Springer. https://doi.org/10.1007/978-3-642-69181-2

Baumann, U. & Stieglitz, R.-D. (1989). Evaluation des AMDP-Systems anhand der neueren Literatur (1983–1987) – Übersichtsarbeit. *Fortschritte der Neurologie und Psychiatrie, 57,* 357–373. https://doi.org/10.1055/s-2007-1001132

Rösler, M., Thiel, A., Domke, A. & Stieglitz, R.-D. (2012). 50 Jahre AMDP-System – Eine Bestandsaufnahme. *Zeitschrift für Psychiatrie, Psychologie und Psychotherapie, 60,* 269–280. https://doi.org/10.1024/1661-4747/a000127

Stieglitz, R.-D., Haug, A., Fähndrich, E., Rösler, M. & Trabert, W. (2017). Comprehensive psychopathological assessment based on the Association for Methodology and Documentation in Psychiatry, (AMDP) System: Development, methodological foundation, application in clinical routine, and research. *Frontiers in Psychiatry, 8*. https://doi.org/10.3389/fpsyt.2017.00045

Erweiterung des AMDP-Systems

Freyberger, H. J. & Möller, H.-J. (2003). *Die AMDP-Module*. Göttingen: Hogrefe.

Interviewleitfaden

Fähndrich, E. & Stieglitz, R.-D. (2023). *Leitfaden zur Erfassung des psychopathologischen Befundes. Halbstrukturiertes Interview anhand des AMDP-Systems* (6., überarbeitete Aufl.). Göttingen: Hogrefe.

AMDP in der Praxis

Haug, A. & Stieglitz, R.-D. (Hrsg.). (1997). *Das AMDP-System in der klinischen Anwendung und Forschung*. Göttingen: Hogrefe.

Stieglitz, R.-D., Haug, A., Kis, B., Kleinschmidt, S. & Thiel, A. (Hrsg.) (2023). *Praxisbuch AMDP. Psychopathologische Befunderhebung – Grundlagen und Anwendungsbeispiele* (2., aktualisierte und erweiterte Aufl.). Göttingen: Hogrefe.

AMDP-Syndrome

Gebhardt, R., Pietzcker, A., Strauss, A., Stoeckel, M., Langer, C. & Freudenthal, K. (1983). Skalenbildung im AMDP-System. *Archiv für Psychiatrie und Nervenkrankheiten, 233,* 234–245. https://doi.org/10.1007/BF00343598

EDV

Hengesch, G., Heinrich, W. & Rösler, M. (1989). Ein Programm zur Dokumentation und Auswertung des AMDP-Systems. *Software Kurier, 2,* 52–53.

Stassen, H. H., Bente, D., Feder, J., Freudenthal, K. & Strauss, A. (1983). AMDP information processing systems. In D. Bobon, U. Baumann, J. Angst, H. Helmchen & H. Hippius (Eds.), *AMDP-System in pharmacopsychiatry* (pp. 55–67). Basel: Karger.

Ergänzende Literatur zur Psychopathologie

Aigner, M., Paulitsch, K., Berg, D. & Lenz, G. (2020). *Psychopathologie* (2. Aufl.). Wien: Fakultas. https://doi.org/10.36198/9783838587677

Casey, P. & Kelly, B. (2019). *Fish's Clinical Psychopathology* (4th ed.). Cambridge: Cambridge University Press. https://doi.org/10.1017/9781108578264

Farmer, A., McGuffin, P. & Williams, J. (2002). *Measuring psychopathology*. Oxford: Oxford University Press.

Hamilton, M. (1984). *Klinische Psychopathologie*. Stuttgart: Enke.

Jäger, M. (2016). *Konzepte der Psychopathologie*. Stuttgart: Kohlhammer.

Payk, T. R. (2015). *Psychopathologie. Vom Symptom zur Diagnose* (4. Aufl.). Berlin: Springer.

Reischies, F. (2007). *Psychopathologie*. Berlin: Springer.

Rösler, M. (Hrsg.) (1995). *Psychopathologie*. Weinheim: Beltz.

Scharfetter, Ch. (2017). *Allgemeine Psychopathologie* (7. Aufl.). Stuttgart: Thieme.

Anhang

Anhang A: Dokumentationsbögen

AMDP-System

Anamnese

Patient: Untersucher: Untersuchungsdatum: __ __ . __ __ . __ __ __ __ (Tag Monat Jahr)

1. Geschlecht

☐ männlich ☐ weiblich ☐ divers

2. Geburtsdatum

☐☐.☐☐.☐☐☐☐ (tt.mm.jjjj)

3. Wohnsituation

- ☐ keine Aussage
- ☐ betreutes Wohnen
- ☐ selbstständiges Wohnen
- ☐ bei Eltern/mit Angehörigen
- ☐ Heim/Klinik
- ☐ Sonstiges (z.B. JVA)

4. Zusammenleben

- ☐ keine Aussage
- ☐ lebt allein
- ☐ mit (Ehe-)Partner
- ☐ Eltern(-teil)
- ☐ mit Kind(-ern)
- ☐ Sonstiges (z.B. Freunde)

5. Schulbildung

- ☐ keine Aussage
- ☐ Förderschule
- ☐ Hauptschule ohne Abschluss
- ☐ Hauptschulabschluss
- ☐ Fachoberschule/Realschule
- ☐ (Fach-)Abitur
- ☐ Universität/Fachhochschule

6. Erwerbstätigkeit

- ☐ keine Aussage
- ☐ in Ausbildung/Umschulung
- ☐ Angestellter/Beamter
- ☐ Arbeiter/Facharbeiter
- ☐ Selbstständig/Freiberuflich
- ☐ Rentner
- ☐ ohne Arbeit
- ☐ Hausfrau/Hausmann
- ☐ Sonstige

7. Setting

- ☐ ambulant
- ☐ stationär
- ☐ teilstationär
- ☐ Sonstiges

8. Untersuchungsgrund

- ☐ Behandlung
- ☐ Begutachtung
- ☐ Konsil
- ☐ sonstige Untersuchung

9. Krankheitsverlauf

- ☐ keine Aussage
- ☐ Ersterkrankung
- ☐ (Wieder- bzw.) Dauererkrankung

10. Psychische Störungen in der Familie

- ☐ ja
- ☐ nein

11. Schweregrad (CGI)

- ☐ keine Aussage
- ☐ nicht krank
- ☐ Grenzfall psychischer Erkrankung
- ☐ leicht krank
- ☐ mäßig krank
- ☐ deutlich krank
- ☐ schwer krank
- ☐ extrem schwer krank

12. Diagnosen

- ☐ keine Aussage
- ☐ keine Diagnose
- ☐ Diagnose nach ICD

AMDP-System

Psychischer Befund

Angaben zur Person

Patient: **Untersucher:** **Untersuchungsdatum:** Tag Monat Jahr

Alter: **Geburtsdatum:** Tag Monat Jahr **Geschlecht:** ☐ m ☐ w ☐ d

Beurteilungszeitraum: (in Tagen) **Diagnosen:**

Befund

Symptom	Datenquellen	nicht vorhanden	leicht	mittel ausgeprägt	schwer	keine Aussage
Bewusstseinsstörungen		☐				☐
1. Bewusstseinsverminderung	F	☐	☐	☐	☐	☐
2. Bewusstseinstrübung	F	☐	☐	☐	☐	☐
3. Bewusstseinseinengung	SF	☐	☐	☐	☐	☐
4. Bewusstseinsverschiebung	S	☐	☐	☐	☐	☐
Orientierungsstörungen		☐				☐
5. zeitliche Orientierungsstör.	S	☐	☐	☐	☐	☐
6. örtliche Orientierungsstör.	S	☐	☐	☐	☐	☐
7. situative Orientierungsstör.	S	☐	☐	☐	☐	☐
8. O.-Stör. über die eigene Person	S	☐	☐	☐	☐	☐
Aufmerksamkeits- und Gedächtnisstörungen		☐				☐
9. Auffassungsstörungen	SF	☐	☐	☐	☐	☐
10. Konzentrationsstörungen	SF	☐	☐	☐	☐	☐
11. Merkfähigkeitsstörungen	SF	☐	☐	☐	☐	☐
12. Gedächtnisstörungen	SF	☐	☐	☐	☐	☐
13. Konfabulationen	F	☐	☐	☐	☐	☐
14. Paramnesien	S	☐	☐	☐	☐	☐
Formale Denkstörungen		☐				☐
15. gehemmt	S	☐	☐	☐	☐	☐
16. verlangsamt	F	☐	☐	☐	☐	☐
17. umständlich	F	☐	☐	☐	☐	☐
18. eingeengt	F	☐	☐	☐	☐	☐
19. perseverierend	F	☐	☐	☐	☐	☐
20. grübeln	S	☐	☐	☐	☐	☐
21. Gedankendrängen	S	☐	☐	☐	☐	☐
22. ideenflüchtig	F	☐	☐	☐	☐	☐

Symptom	Datenquellen	nicht vorhanden	leicht	mittel ausgeprägt	schwer	keine Aussage
23. vorbeireden	F	☐	☐	☐	☐	☐
24. gesperrt/Gedankenabreißen	SF	☐	☐	☐	☐	☐
25. inkohärent/zerfahren	F	☐	☐	☐	☐	☐
26. Neologismen	F	☐	☐	☐	☐	☐
Befürchtungen und Zwänge		☐				☐
27. Misstrauen	SF	☐	☐	☐	☐	☐
28. Hypochondrie	S	☐	☐	☐	☐	☐
29. Phobien	S	☐	☐	☐	☐	☐
30. Zwangsdenken	S	☐	☐	☐	☐	☐
31. Zwangsimpulse	S	☐	☐	☐	☐	☐
32. Zwangshandlungen	S	☐	☐	☐	☐	☐
Wahn		☐				☐
33. Wahnstimmung	S	☐	☐	☐	☐	☐
34. Wahnwahrnehmung	S	☐	☐	☐	☐	☐
35. Wahneinfall	S	☐	☐	☐	☐	☐
36. Wahngedanken	S	☐	☐	☐	☐	☐
37. systematisierter Wahn	S	☐	☐	☐	☐	☐
38. Wahndynamik	SF	☐	☐	☐	☐	☐
39. Beziehungswahn	S	☐	☐	☐	☐	☐
40. Beeinträcht.-/Verfolgungswahn	S	☐	☐	☐	☐	☐
41. Eifersuchtswahn	S	☐	☐	☐	☐	☐
42. Schuldwahn	S	☐	☐	☐	☐	☐
43. Verarmungswahn	S	☐	☐	☐	☐	☐
44. Hypochondrischer Wahn	S	☐	☐	☐	☐	☐
45. Größenwahn	S	☐	☐	☐	☐	☐
46. andere Wahninhalte	S	☐	☐	☐	☐	☐

Befund

Symptom	Datenquellen	nicht vorhanden	leicht	mittel ausgeprägt	schwer	keine Aussage
Sinnestäuschungen		☐				☐
47. Illusionen	S	☐	☐	☐	☐	☐
48. Stimmenhören	S	☐	☐	☐	☐	☐
49. andere akust. Halluzinationen	S	☐	☐	☐	☐	☐
50. Optische Halluzinationen	S	☐	☐	☐	☐	☐
51. Körperhalluzinationen	S	☐	☐	☐	☐	☐
52. Geruchs-/Geschmackshalluzi.	S	☐	☐	☐	☐	☐
Ich-Störungen		☐				☐
53. Derealisation	S	☐	☐	☐	☐	☐
54. Depersonalisation	S	☐	☐	☐	☐	☐
55. Gedankenausbreitung	S	☐	☐	☐	☐	☐
56. Gedankenentzug	S	☐	☐	☐	☐	☐
57. Gedankeneingebung	S	☐	☐	☐	☐	☐
58. and. Fremdbeeinfluss.-Erleb.	S	☐	☐	☐	☐	☐
Störungen der Affektivität		☐				☐
59. ratlos	F	☐	☐	☐	☐	☐
60. Gefühl der Gefühllosigkeit	S	☐	☐	☐	☐	☐
61. affektarm	F	☐	☐	☐	☐	☐
62. Störung der Vitalgefühle	S	☐	☐	☐	☐	☐
63. deprimiert	SF	☐	☐	☐	☐	☐
64. hoffnungslos	S	☐	☐	☐	☐	☐
65. ängstlich	SF	☐	☐	☐	☐	☐
66. euphorisch	SF	☐	☐	☐	☐	☐
67. dysphorisch	SF	☐	☐	☐	☐	☐
68. gereizt	SF	☐	☐	☐	☐	☐
69. innerlich unruhig	S	☐	☐	☐	☐	☐
70. klagsam/jammerig	F	☐	☐	☐	☐	☐
71. Insuffizienzgefühle	S	☐	☐	☐	☐	☐
72. gesteigertes Selbstwertgefühl	S	☐	☐	☐	☐	☐
73. Schuldgefühle	S	☐	☐	☐	☐	☐
74. Verarmungsgefühle	S	☐	☐	☐	☐	☐
75. ambivalent	SF	☐	☐	☐	☐	☐
76. Parathymie	F	☐	☐	☐	☐	☐
77. affektlabil	SF	☐	☐	☐	☐	☐
78. affektinkontinent	SF	☐	☐	☐	☐	☐
79. affektstarr	F	☐	☐	☐	☐	☐

Symptom	Datenquellen	nicht vorhanden	leicht	mittel ausgeprägt	schwer	keine Aussage
Antriebs- und psychomotorische Störungen		☐				☐
80. antriebsarm	SF	☐	☐	☐	☐	☐
81. antriebsgehemmt	S	☐	☐	☐	☐	☐
82. antriebsgesteigert	SF	☐	☐	☐	☐	☐
83. motorisch unruhig	SF	☐	☐	☐	☐	☐
84. Parakinesen	F	☐	☐	☐	☐	☐
85. manieriert/bizarr	F	☐	☐	☐	☐	☐
86. theatralisch	F	☐	☐	☐	☐	☐
87. mutistisch	F	☐	☐	☐	☐	☐
88. logorrhoisch	F	☐	☐	☐	☐	☐
Circadiane Besonderheiten		☐				☐
89. morgens schlechter	SF	☐	☐	☐	☐	☐
90. abends schlechter	SF	☐	☐	☐	☐	☐
91. abends besser	SF	☐	☐	☐	☐	☐
Andere Störungen		☐				☐
92. sozialer Rückzug	SF	☐	☐	☐	☐	☐
93. soziale Umtriebigkeit	SF	☐	☐	☐	☐	☐
94. Aggressivität	SF	☐	☐	☐	☐	☐
95. Suizidalität	SF	☐	☐	☐	☐	☐
96. Selbstbeschädigung	SF	☐	☐	☐	☐	☐
97. Mangel an Krankheitsgefühl	S	☐	☐	☐	☐	☐
98. Mangel an Krankheitseinsicht	S	☐	☐	☐	☐	☐
99. Ablehnung der Behandlung	SF	☐	☐	☐	☐	☐
100. pflegebedürftig	SF	☐	☐	☐	☐	☐
R1- bis R14-Symptome		☐				☐
R1		☐	☐	☐	☐	☐
R2		☐	☐	☐	☐	☐
R3		☐	☐	☐	☐	☐
R4		☐	☐	☐	☐	☐
R5		☐	☐	☐	☐	☐
R6		☐	☐	☐	☐	☐
R7		☐	☐	☐	☐	☐
R8		☐	☐	☐	☐	☐
R9		☐	☐	☐	☐	☐
R10		☐	☐	☐	☐	☐
R11		☐	☐	☐	☐	☐
R12		☐	☐	☐	☐	☐
R13		☐	☐	☐	☐	☐
R14		☐	☐	☐	☐	☐
Befundunsicherheit		☐	☐	☐	☐	☐

AMDP-System

Somatischer Befund

Angaben zur Person

Patient: **Untersucher:**   **Untersuchungsdatum:** | | | | | | | | (Tag, Monat, Jahr)

Alter: **Geburtsdatum:** | | | | | | | | (Tag, Monat, Jahr)   **Geschlecht:** ☐ m ☐ w ☐ d

Beurteilungszeitraum: | | | (in Tagen)   **Diagnosen:**

Befund

Symptom	Datenquellen	nicht vorhanden	leicht	mittel ausgeprägt	schwer	keine Aussage
Schlaf- und Vigilanzstörungen		☐				☐
101. Einschlafstörungen	S	☐	☐	☐	☐	☐
102. Durchschlafstörungen	S	☐	☐	☐	☐	☐
103. Verkürzung der Schlafdauer	S	☐	☐	☐	☐	☐
104. Früherwachen	S	☐	☐	☐	☐	☐
105. Müdigkeit	SF	☐	☐	☐	☐	☐
Appetenzstörungen		☐				☐
106. Appetit vermindert	S	☐	☐	☐	☐	☐
107. Appetit vermehrt	S	☐	☐	☐	☐	☐
108. Durst vermehrt	S	☐	☐	☐	☐	☐
109. Sexualität vermindert	S	☐	☐	☐	☐	☐
Gastrointestinale Störungen		☐				☐
110. Hypersalivation	SF	☐	☐	☐	☐	☐
111. Mundtrockenheit	S	☐	☐	☐	☐	☐
112. Übelkeit	S	☐	☐	☐	☐	☐
113. Erbrechen	SF	☐	☐	☐	☐	☐
114. Magenbeschwerden	S	☐	☐	☐	☐	☐
115. Obstipation	S	☐	☐	☐	☐	☐
116. Diarrhoe	S	☐	☐	☐	☐	☐
Kardio-respiratorische Störungen		☐				☐
117. Atembeschwerden	SF	☐	☐	☐	☐	☐
118. Schwindel	SF	☐	☐	☐	☐	☐
119. Herzklopfen	S	☐	☐	☐	☐	☐
120. Herzdruck	S	☐	☐	☐	☐	☐
Andere vegetative Störungen		☐				☐
121. Akkommodationsstörungen	S	☐	☐	☐	☐	☐
122. Schwitzen vermehrt	SF	☐	☐	☐	☐	☐
123. Seborrhoe	SF	☐	☐	☐	☐	☐
124. Miktionsstörungen	S	☐	☐	☐	☐	☐
125. Menstruationsstörungen	S	☐	☐	☐	☐	☐

Symptom	Datenquellen	nicht vorhanden	leicht	mittel ausgeprägt	schwer	keine Aussage
Weitere Störungen		☐				☐
126. Kopfdruck	S	☐	☐	☐	☐	☐
127. Rückenbeschwerden	S	☐	☐	☐	☐	☐
128. Schweregefühl in den Beinen	S	☐	☐	☐	☐	☐
129. Hitzegefühl	S	☐	☐	☐	☐	☐
130. Frösteln	S	☐	☐	☐	☐	☐
131. Konversionssymptome	SF	☐	☐	☐	☐	☐
Neurologische Störungen		☐				☐
132. Rigor	F	☐	☐	☐	☐	☐
133. Muskeltonus erniedrigt	SF	☐	☐	☐	☐	☐
134. Tremor	SF	☐	☐	☐	☐	☐
135. Dyskinesien	SF	☐	☐	☐	☐	☐
136. Hypokinesien	SF	☐	☐	☐	☐	☐
137. Akathisie	SF	☐	☐	☐	☐	☐
138. Ataxie	SF	☐	☐	☐	☐	☐
139. Nystagmus	F	☐	☐	☐	☐	☐
140. Parästhesien	S	☐	☐	☐	☐	☐
R1- bis R7-Symptome		☐				☐
R1		☐	☐	☐	☐	☐
R2		☐	☐	☐	☐	☐
R3		☐	☐	☐	☐	☐
R4		☐	☐	☐	☐	☐
R5		☐	☐	☐	☐	☐
R6		☐	☐	☐	☐	☐
R7		☐	☐	☐	☐	☐
Seitendifferenzen		☐ nein		☐ ja		
Cerebrale Krampfanfälle		☐ nein		☐ ja		

Messwerte:

Anhang B: Deutsch-, englisch- und französischsprachige Bezeichnung der AMDP-Merkmale

Deutsch	Englisch	Französisch
Bewusstseinsstörungen	*Disorders of Consciousness*	*Troubles de la conscience*
1. Bewusstseinsverminderung	1. Lowered Vigilance	1. Baisse de la vigilance
2. Bewusstseinstrübung	2. Clouded Consciousness	2. Dissolution de la conscience
3. Bewusstseinseinengung	3. Narrowed Consciousness	3. Rétrécissement de la conscience
4. Bewusstseinsverschiebung	4. Expanded Consciousness	4. Expansion de la conscience
Orientierungsstörungen	*Disturbances of Orientation*	*Troubles de l'orientation*
5. zeitliche Orientierungsstörung	5. Disorientation for Time	5. T. o. temporelle
6. örtliche Orientierungsstörung	6. Disorientation for Place	6. T. o. spatiale
7. situative Orientierungsstörung	7. Disorientation for Situation	7. T. o. quant à la situation
8. Orientierungsstörung über die eigene Person	8. Disorientation for Person	8. T. o. quant à sa propre personne
Aufmerksamkeits- und Gedächtnisstörungen	*Disturbances of Attention and Memory*	*Troubles de l'attention et de la mémoire*
9. Auffassungsstörungen	9. Disturbed Apperception	9. Troubles de l'aperception
10. Konzentrationsstörungen	10. Disturbed Concentration	10. Troubles de la concentration
11. Merkfähigkeitsstörungen	11. Disturbed Short-Term Memory	11. Troubles de la mémorisation
12. Gedächtnisstörungen	12. Disturbed Long-Term Memory	12. Troubles de l'évocation
13. Konfabulationen	13. Confabulation	13. Confabulation
14. Paramnesien	14. Paramnesias	14. Paramnésies
Formale Denkstörungen	*Formal Thought Disorders*	*Troubles du cours de la pensée*
15. gehemmt	15. Inhibited Thinking	15. Pensée inhibée
16. verlangsamt	16. Retarded Thinking	16. Pensée ralentie
17. umständlich	17. Circumstantial Thinking	17. Pensée circonstanciée
18. eingeengt	18. Restricted Thinking	18. Persévération appauvrie

Deutsch	Englisch	Französisch
... Formale Denkstörungen	*... Formal Thought Disorders*	*... Troubles du cours de la pensée*
19. perseverierend	19. Perseverative Thinking	19. Persévération verbale
20. Grübeln	20. Rumination	20. Ruminations
21. Gedankendrängen	21. Pressured Thinking	21. Pensée automatique
22. ideenflüchtig	22. Flight of Ideas	22. Fuite des idées
23. Vorbeireden	23. Tangential Thinking	23. Réponses à côté
24. gesperrt/Gedankenabreißen	24. Thought Blocking/Disruption of Thougth	24. Pensée barrée
25. inkohärent/zerfahren	25. Incoherence/Derailment	25. Pensée incohérente
26. Neologismen	26. Neologisms	26. Néologismes
Befürchtungen und Zwänge	*Worries and Compulsions*	*Craintes et obsessions*
27. Misstrauen	27. Suspiciousness	27. Méfiance
28. Hypochondrie	28. Hypochondriasis	28. Hypocondrie
29. Phobien	29. Phobias	29. Phobies
30. Zwangsdenken	30. Obsessive Thoughts	30. Obsessions
31. Zwangsimpulse	31. Compulsive Impulses	31. Obsessions – Impulsions
32. Zwangshandlungen	32. Compulsive Actions	32. Compulsions
Wahn	*Delusions*	*Le délire*
33. Wahnstimmung	33. Delusional Mood	33. Pressentiment délirant
34. Wahnwahrnehmung	34. Delusional Perception	34. Perception délirante
35. Wahneinfall	35. Sudden Delusional Ideas	35. Intuition délirante
36. Wahngedanken	36. Delusional Ideas	36. Idées délirantes
37. Systematisierter Wahn	37. Systematized Delusions	37. Systématisation du délire
38. Wahndynamik	38. Delusional Dynamics	38. Dynamisme du délire
39. Beziehungswahn	39. Delusions of Reference	39. Idées délirantes de référence
40. Beeinträchtigungs- und Verfolgungswahn	40. Delusions of Persecution	40. Idées délirantes de préjudice/persécution

Deutsch	Englisch	Französisch
… Wahn	*… Delusions*	*… Le délire*
41. Eifersuchtswahn	41. Delusions of Jealousy	41. Idées délirantes de jalousie
42. Schuldwahn	42. Delusions of Guilt	42. Idées délirantes de culpabilité
43. Verarmungswahn	43. Delusions of Impoverishment	43. Idées délirantes de ruine
44. Hypochondrischer Wahn	44. Hypochondriacal Delusions	44. Idées délirantes hypocondriaques
45. Größenwahn	45. Delusions of Grandiosity	45. Idées délirantes de grandeur
46. andere Wahninhalte	46. Other Delusions	46. Autres idées délirantes
Sinnestäuschungen	*Disorders of Perception*	*Troubles des perceptions*
47. Illusionen	47. Illusions	47. Illusions
48. Stimmenhören	48. Hearing Voices	48. Hallucinations acoustico-verbales
49. andere akustische Halluzinationen	49. Other Auditory Hallucinations	49. Autres hallucinations auditives
50. optische Halluzinationen	50. Visual Hallucinations	50. Hallucinations visuelles
51. Körperhalluzinationen	51. Bodily Hallucinations	51. Hallucinations cénesthésiques
52. Geruchs- und Geschmackshalluzinationen	52. Olfactory and Gustatory Hallucinations	52. Hallucinations olfactives et gustatives
Ich-Störungen	*Ego (Boundary) Disturbances*	*Troubles du moi*
53. Derealisation	53. Derealization	53. Déréalisation
54. Depersonalisation	54. Depersonalization	54. Dépersonnalisation
55. Gedankenausbreitung	55. Thought Broadcasting	55. Pensée divulguée
56. Gedankenentzug	56. Thought Withdrawal	56. Vol de pensée
57. Gedankeneingebung	57. Thought Insertion	57. Pensées imposées
58. andere Fremdbeeinflussungserlebnisse	58. Other Feelings of Alien Influence	58. Autres sentiments d'influence
Störungen der Affektivität	*Disturbances of Affect*	*Troubles affectifs*
59. ratlos	59. Perplexity	59. Perplexité
60. Gefühl der Gefühllosigkeit	60. Feeling of Loss of Feeling	60. Anesthésie affective (éprouvée)

Deutsch	Englisch	Französisch
… Störungen der Affektivität	*… Disturbances of Affect*	*… Troubles affectifs*
61. affektarm	61. Blunted Affect	61. Anesthésie affective (observée)
62. Störung der Vitalgefühle	62. Felt Loss of Vitality	62. Perte de l'élan vital
63. deprimiert	63. Depressed Mood	63. Tristesse
64. hoffnungslos	64. Hopelessness	64. Perte d'espoir
65. ängstlich	65. Anxiety	65. Anxiété psychique (éprouvée)
66. euphorisch	66. Euphoria	66. Euphorie
67. dysphorisch	67. Dysphoria	67. Dysphorie
68. gereizt	68. Irritability	68. Irritabilité
69. innerlich unruhig	69. Inner Restlessness	69. Tension intra-psychique
70. klagsam/jammerig	70. Complaintiveness	70. Propension à se plaindre
71. Insuffizienzgefühle	71. Feelings of Inadequacy	71. Sentiment d'insuffisance
72. gesteigertes Selbstwertgefühl	72. Exaggerated Self-Esteem	72. Surestimation de soi
73. Schuldgefühle	73. Feelings of Guilt	73. Sentiment de culpabilité
74. Verarmungsgefühle	74. Feelings of Impoverishment	74. Sentiment de ruine
75. ambivalent	75. Ambivalence	75. Ambivalence affective
76. Parathymie	76. Parathymia (Incongruent Affect)	76. Discordance affective
77. affektlabil	77. Affective Lability	77. Labilité affective
78. affektinkontinent	78. Affective Incontinence	78. Hyperémotivité
79. affektstarr	79. Affective Rigidity	79. Monotonie affective
Antriebs- und psychomotorische Störungen	*Disorders of Drive and Psychomotor Activity*	*Trouble de la force vitale et de la psychomotricité*
80. antriebsarm	80. Lack of Drive	80. Aboulie
81. antriebsgehemmt	81. Inhibition of Drive	81. Inhibition de la force vitale
82. antriebsgesteigert	82. Increased Drive	82. Augmentation de la force vitale
83. motorisch unruhig	83. Motor Restlessness	83. Agitation psychomotrice

Deutsch	Englisch	Französisch
... Antriebs- und psychomotorische Störungen	*... Disorders of Drive and Psychomotor Activity*	*... Trouble de la force vitale et de la psychomotricité*
84. Parakinesen	84. Parakinesia	84. Parakinésies
85. manieriert/bizarr	85. Mannerisms	85. Maniérisme/bizarrerie
86. theatralisch	86. Histrionics	86. Théâtralisme
87. mutistisch	87. Mutism	87. Laconisme
88. logorrhoisch	88. Logorrhoea	88. Logorrhée
Circadiane Besonderheiten	*Circadian Disturbances*	*Particularités nycthémérales*
89. morgens schlechter	89. Worse in the Morning	89. Aggravation matinale
90. abends schlechter	90. Worse in the Evening	90. Aggravation vespérale
91. abends besser	91. Better in the Evening	91. Amélioration vespérale
Andere Störungen	*Other Disturbances*	*Autres troubles psychopathologiques*
92. sozialer Rückzug	92. Social Withdrawal	92. Repli autistique
93. soziale Umtriebigkeit	93. Excessive Social Contact	93. Sociabilité excessive
94. Aggressivität	94. Aggressiveness	94. Agressivité
95. Suizidalität	95. Suicidal Behaviour	95. Tendances suicidaires
96. Selbstbeschädigung	96. Self-harm	96. Automutilations
97. Mangel an Krankheitsgefühl	97. Lack of Feeling Ill	97. Absence du sentiment d'être malade
98. Mangel an Krankheitseinsicht	98. Lack of Insight Into Illness	98. Anosognosie
99. Ablehnung der Behandlung	99. Uncooperativeness	99. Refus du traitement
100. Pflegebedürftigkeit	100. Need for Care	100. Besoin de soins
Reserve-Merkmale	*Supplementary Items*	*Items de reserve*
R1–R14 zur freien Verfügung	R1–R14 ad libitum	R1–R14 ad libitum
Befundunsicherheit	Unreliability of the Assessment	Incertitude diagnostique

Deutsch		Englisch		Französisch	
Zusatzmerkmale Psychischer Befund		*Additional Psychopathological Items*		*Items complémentaires de l'examen psychiatrique*	
ZP1	Angstanfälle	ZP1	Attacks of Anxiety	ZP1	Crise d'angoisse
ZP2	Beschleunigtes Denken	ZP2	Acceleration of Thinking	ZP2	Tachypsychie
ZP3	Beziehungsideen	ZP3	Ideas of Reference	ZP3	Idées de référence
ZP4	desorganisiert	ZP4	Disorganised	ZP4	Désorganisation
ZP5	distanzlos	ZP5	Obtrusive Behaviour	ZP5	Manque de distance
ZP6	Gedankenlautwerden	ZP6	Hearing One's Own Thoughts	ZP6	Écho de la pensée
ZP7	impulsiv	ZP7	Impulsive	ZP7	Impulsivité
ZP8	Körperbildstörungen	ZP8	Disturbance of Body Image	ZP8	Trouble de l'image de son corps
ZP9	Schamgefühle	ZP9	Feelings of Shame	ZP9	Pudeur
ZP10	überwertige Ideen	ZP10	Overvalued Ideas	ZP10	Idées surestimées
ZP11	Wortfindungsstörungen	ZP11	Anomic Aphasia	ZP11	Difficulté à trouver les mots
Schlaf- und Vigilanzstörungen		*Disturbances of Sleep and Vigilance*		*Troubles du sommeil*	
101.	Einschlafstörungen	101.	Difficulty Falling Asleep	101.	Difficultés d'endormissement
102.	Durchschlafstörungen	102.	Interrupted Sleep	102.	Réveils nocturnes
103.	Verkürzung der Schlafdauer	103.	Shortened Sleep	103.	Diminution de la durée du sommeil
104.	Früherwachen	104.	Early Morning Awakening	104.	Réveil matinal précoce
105.	Müdigkeit	105.	Tiredness	105.	Somnolence diurne
Appetenzstörungen		*Appetite Disturbances*		*Troubles de l'appétence*	
106.	Appetit vermindert	106.	Decreased Appetite	106.	Appétit diminué
107.	Appetit vermehrt	107.	Excessive Appetite	107.	Appétit augmenté
108.	Durst vermehrt	108.	Excessive Thirst	108.	Soif augmentée
109.	Sexualität vermindert	109.	Decreased Libido	109.	Baisse de la libido

Deutsch	Englisch	Französisch
Gastrointestinale Störungen	*Gastrointestinal Disturbances*	*Troubles gastro-intestinaux*
110. Hypersalivation	110. Hypersalivation	110. Hypersalivation
111. Mundtrockenheit	111. Dry Mouth	111. Sécheresse de bouche
112. Übelkeit	112. Nausea	112. Nausées
113. Erbrechen	113. Vomiting	113. Vomissements
114. Magenbeschwerden	114. Gastric Discomfort	114. Plaintes gastriques
115. Obstipation	115. Constipation	115. Constipation
116. Diarrhoe	116. Diarrhoea	116. Diarrhée
Kardio-respiratorische Störungen	*Cardiac-Respiratory Disturbances*	*Troubles cardio-respiratoires*
117. Atembeschwerden	117. Breathing Difficulties	117. Difficultés à respirer
118. Schwindel	118. Dizziness	118. Vertiges
119. Herzklopfen	119. Palpitations	119. Palpitations
120. Herzdruck	120. Cardiac Pain	120. Précordialgies
Andere vegetative Störungen	*Other Autonomic Disturbances*	*Autres troubles végétatifs*
121. Akkomodationsstörungen	121. Blurred Vision	121. Troubles de l'accommodation
122. Schwitzen vermehrt	122. Increased Perspiration	122. Sudations profuses
123. Seborrhoe	123. Seborrhoea	123. Séborrhée
124. Miktionsstörungen	124. Micturition Difficulties	124. Miction difficile
125. Menstruationsstörungen	125. Menstrual Difficulties	125. Troubles menstruels
Weitere Störungen	*Other Somatic Disturbances*	*Autres troubles somatiques*
126. Kopfdruck	126. Head Pressure	126. Plaintes céphaliques
127. Rückenbeschwerden	127. Backache	127. Lombalgies/Dorsalgies
128. Schweregefühl in den Beinen	128. Heaviness in the Legs	128. Lourdeur de jambes
129. Hitzegefühl	129. Hot Flashes	129. Sensation de chaleur

Deutsch	Englisch	Französisch
… Weitere Störungen	*… Other Somatic Disturbances*	*… Autres troubles somatiques*
130. Frösteln	130. Chills	130. Frilosité
131. Konversionssymptome	131. Conversion Symptoms	131. Symptômes de conversion
Neurologische Störungen	*Neurological Disturbances*	*Troubles neurologiques*
132. Rigor	132. Rigor	132. Hypertonie
133. Muskeltonus erniedrigt	133. Muscle Hypotonia	133. Hypotonie
134. Tremor	134. Tremor	134. Tremor
135. Dyskinesien	135. Acute Dyskinesia	135. Crises dyskinésiques aiguës
136. Hypokinesien	136. Hypokinesia	136. Hypokinésies/Hypomimies
137. Akathisie	137. Akathisia	137. Akathisie
138. Ataxie	138. Ataxia	138. Ataxie
139. Nystagmus	139. Nystagmus	139. Nystagmus
140. Parästhesien	140. Paresthesia	140. Paresthésies
Reserve-Merkmale	*Supplementary Items*	*Items de reserve*
R1–R7 zur freien Verfügung	R1–R7 ad libitum	R1–R7 ad libitum

Deutsch		**Englisch**		**Französisch**	
... Seitendifferenz		... Laterality		... Assymmétrie neurologique	
... Cerebrale Krampfanfälle		... Convulsions		... Crises épileptiques	
Messungen		*Vital signs*		*Signes d'Examen*	
Größe	(cm)	Height	(cm)	Taille	(cm)
Gewicht	(kg)	Weight	(kg)	Poids (kg)	
Temperatur	(°C)	Temperature	(°C)	Température	(°C)
Puls (/min)		Pulse rate	(/min)	Pouls (/min)	
Blutdruck liegend, max.	(mmHg)	B. P., supine, systolic	(mmHg)	P. A. couche	(mmHg)
Blutdruck liegend, min.	(mmHg)	B. P., supine, diastolic	(mmHg)	P. A. debout	(mmHg)
Zusatzmerkmale Somatischer Befund		*Additional somatic items*		*Items supplémentaires somatiques*	
ZS1 Parasomnien		ZS1 Parasomnia		ZS1 Parasomnies	
ZS2 Sexualität vermehrt		ZS2 Increased Libido		ZS2 Désir sexuel exacerbé	
ZS3 Sexuelle Funktionsstörungen		ZS3 Sexual Disturbances		ZS3 Trouble des fonctions sexuelles	

Anhang C: AMDP-Syndrome

Die mit dem Psychischen und Somatischen Befund erhobenen Symptome können zu sog. *Syndromskalen* zusammengefasst werden (vgl. auch Baumann & Stieglitz, 1983). Von Gebhardt et al. (1983) wurden 9 Primärskalen und 3 übergeordnete Skalen vorgeschlagen.

C.1 Primärskalen zum AMDP-System nach Gebhardt et al. (1983)

Skala 1: Paranoid-halluzinatorisches Syndrom (PARHAL)	
33	Wahnstimmung
34	Wahnwahrnehmung
35	Wahneinfall
36	Wahngedanken
37	Systematisierter Wahn
38	Wahndynamik
39	Beziehungswahn
40	Beeinträchtigungs- und Verfolgungswahn
48	Stimmenhören
51	Körperhalluzinationen
54	Depersonalisation
56	Gedankenentzug
58	Andere Fremdbeeinflussungserlebnisse
Skala 2: Depressives Syndrom (DEPRES)	
20	Grübeln
60	Gefühl der Gefühllosigkeit
62	Störung der Vitalgefühle
63	Deprimiert
64	Hoffnungslos
71	Insuffizienzgefühle
73	Schuldgefühle

81	Antriebsgehemmt
89	Morgens schlechter
102	Durchschlafstörungen
103	Verkürzung der Schlafdauer
104	Früherwachen
106	Appetit vermindert

Skala 3: Psychoorganisches Syndrom (PSYORG)

2	Bewusstseinstrübung
5	Zeitliche Orientierungsstörung
6	Örtliche Orientierungsstörung
7	Situative Orientierungsstörung
8	Orientierungsstörung über die eigene Person
9	Auffassungsstörungen
11	Merkfähigkeitsstörungen
12	Gedächtnisstörungen
13	Konfabulationen
100	Pflegebedürftig

Skala 4: Manisches Syndrom (MANI)

22	Ideenflüchtig
66	Euphorisch
72	Gesteigertes Selbstwertgefühl
82	Antriebsgesteigert
83	Motorisch unruhig
88	Logorrhoisch
93	Soziale Umtriebigkeit

Skala 5: Hostilitätssyndrom (HOST)

27	Misstrauen
67	Dysphorisch
68	Gereizt
94	Aggressivität
97	Mangel an Krankheitsgefühl
98	Mangel an Krankheitseinsicht
99	Ablehnung der Behandlung

Skala 6: Vegetatives Syndrom (VEGET)	
28	Hypochondrie
112	Übelkeit
117	Atembeschwerden
118	Schwindel
119	Herzklopfen
120	Herzdruck
122	Schwitzen vermehrt
126	Kopfdruck
129	Hitzegefühl
Skala 7: Apathisches Syndrom (APA)	
15	Gehemmt
16	Verlangsamt
17	Umständlich
18	Eingeengt
61	Affektarm
79	Affektstarr
80	Antriebsarm
92	Sozialer Rückzug
Skala 8: Zwangssyndrom (ZWANG)	
30	Zwangsdenken
31	Zwangsimpulse
32	Zwangshandlungen
Skala 9: Neurologisches Syndrom (NEUROL)*	
132	Rigor
133	Muskeltonus erniedrigt
134	Tremor
135	Dyskinesien
136	Hypokinesen
137	Akathisie
139	Nystagmus
–	Cerebrale Krampfanfälle

Anmerkung: * Nicht empirisch ermittelt, a-priori-Skala.

C.2 Übergeordnete Skalen zum AMDP-System nach Gebhardt et al. (1983)

Übergeordnete Skala: Paranoid-halluzinatorisches Symptomatik PARHAL (Ü)	
33	Wahnstimmung
34	Wahnwahrnehmung
35	Wahneinfall
36	Wahngedanken
37	Systematisierter Wahn
38	Wahndynamik
39	Beziehungswahn
40	Beeinträchtigungs- und Verfolgungswahn
48	Stimmenhören
51	Körperhalluzinationen
54	Depersonalisation
56	Gedankenentzug
58	Andere Fremdbeeinflussungserlebnisse
97	Mangel an Krankheitsgefühl
98	Mangel an Krankheitseinsicht
Übergeordnete Skala: Depressive Symptomatik DEPRES (Ü)	
15	Gehemmt
16	Verlangsamt
18	Eingeengt
20	Grübeln
60	Gefühl der Gefühllosigkeit
62	Störung der Vitalgefühle
63	Deprimiert
64	Hoffnungslos
71	Insuffizienzgefühle
73	Schuldgefühle
80	Antriebsarm
81	Antriebsgehemmt
89	Morgens schlechter
92	Sozialer Rückzug
102	Durchschlafstörungen
106	Appetit vermindert

Übergeordnete Skala: Psychoorganische Symptomatik PSYORG (Ü)	
2	Bewusstseinstrübung
5	Zeitliche Orientierungsstörung
6	Örtliche Orientierungsstörung
7	Situative Orientierungsstörung
8	Orientierungsstörung über die eigene Person
9	Auffassungsstörungen
11	Merkfähigkeitsstörungen
12	Gedächtnisstörungen
13	Konfabulationen
100	Pflegebedürftig

Für die Skalen liegen *Normwerte* vor, die an einer Stichprobe stationär behandelter Patienten mit unterschiedlichen psychiatrischen Diagnosen ermittelt wurden (N=2.313).

Rohwerte	PARHAL	DEPRES	PSYORG	MANI	HOST	VEGET	APA	ZWANG	PARHAL (Ü)	DEPRES (Ü)	PSYORG (Ü)	Rohwerte
0	43	31	42	42	40	42	35		41	27	42	**0**
1	50	38	51	51	48	51	43		47	35	51	**1**
2	54	43	56	56	52	56	48		51	40	56	**2**
3	56	46	60	59	56	60	52		54	43	60	**3**
4	59	48	62	62	58	63	54		56	46	62	**4**
5	60	50	65	64	60	65	56		57	48	65	**5**
6	62	52	67	66	62	67	58		59	49	67	**6**
7	63	53	68	68	63	69	60		60	51	68	**7**
8	64	55	70	69	65	71	61		61	52	70	**8**
9	65	56	71	71	66	72	62		62	53	71	**9**
10	66	57	72	72	67	73	63		63	55	72	**10**
11	67	58	73	73	68	74	64		64	56	73	**11**
12	68	59	74	74	69	75	65		65	56	74	**12**
13	69	59	75	75	69	76	66		65	57	75	**13**
14	69	60	76	76	70	77	67		66	58	76	**14**
15	70	61	77	76	71	78	68		66	59	77	**15**
16	70	61	78	77	72	79	69		67	60	78	**16**
17	71	62	79	78	72	80	69		68	60	79	**17**
18	72	63	79	79	73	81	70		68	61	79	**18**
19	72	63	80	79	73	81	70		69	61	80	**19**
20	73	64	81	80	74	82	71		69	62	81	**20**
21	73	64	81		74		72		69	62	81	**21**
22	73	65	82				72		70	63	82	**22**
23	74	65	82				73		70	63	82	**23**
24	74	66	83						71	63	83	**24**
25	75	66	83						71	64	83	**25**

Rohwerte	PARHAL	DEPRES	PSYORG	MANI	HOST	VEGET	APA	ZWANG	PARHAL (Ü)	DEPRES (Ü)	PSYORG (Ü)	Rohwerte
26	75	66							71	65		**26**
27	75	67							72	65		**27**
28	75	67							72	66		**28**
29	76	67							72	66		**29**
30	76	68							73	66		**30**
31	76	68							73	67		**31**
32	76	68							73	67		**32**
33	77	69							73	67		**33**
34	77	69							74	68		**34**
35		69							74	68		**35**
36									74	68		**36**
37									74	69		**37**
38									74	69		**38**
39									75	69		**39**
40										70		**40**
41										70		**41**
42										70		**42**
43										70		**43**
44										71		**44**
M	2.89	7.44	1.77	1.82	2.72	1.62	3.88	0.16	3.99	8.37	1.73	
s	5.18	6.64	3.22	3.12	3.71	2.58	3.86	0.75	6.04	8.07	3.15	

Umrechnungstabelle Rohwerte/T-Werte der Syndromskalen von Gebhardt et al. (1983): Nach dieser Tabelle dürfen nur die Rohwerte (RW) einzelner Patienten transformiert werden. Eine Transformation der Mittelwerte von Gruppen ist wegen der vorgeschalteten logarithmischen Transformation nicht zulässig. Die T-Mittelwerte für eine Gruppe von Patienten sind aus den T-Werten der einzelnen Patienten zu berechnen!

Mittels der Normwerte lassen sich die Schweregrade der jeweiligen Syndrome berechnen.

Beispiel: Hostilitätssyndrom (HOST)

Symptom 27:	Misstrauen	mittel	(= 2)
Symptom 67:	dysphorisch	mittel	(= 2)
Symptom 68:	gereizt	mittel	(= 2)
Symptom 94:	Aggressivität	leicht	(= 1)
Symptom 97:	Mangel an Krankheitsgefühl	nicht vorhanden	(= 0)
Symptom 98:	Mangel an Krankheitseinsicht	schwer	(= 3)
Symptom 99:	Ablehnung der Behandlung	schwer	(= 3)
		Rohwert	**13**

Dieser Rohwert entspricht in der Normtabelle einem T-Wert von 69, d.h. einem überdurchschnittlichen Wert (Durchschnittsbereich 40 bis 60). Im Vergleich zu einer unselektierten Stichprobe psychiatrischer Patienten unterschiedlicher diagnostischer Zusammensetzung ist dieser Patient als überdurchschnittlich feindselig einzuschätzen.

Anhang D: Das AMDP-System als Messverfahren zur Beurteilung von Körperfunktionen im Kontext der ICF

Die „Internationale Klassifikation der Funktionsfähigkeit, Behinderung und Gesundheit der WHO (ICF)" ergänzt die „Internationale statistische Klassifikation der Krankheiten und verwandter Gesundheitsprobleme (ICD)" um ein Instrument zur Beschreibung von Krankheitsfolgen und Behinderungen.

Bei der Beurteilung von Krankheitsfolgen sollen strukturelle Schädigungen, funktionale Störungen und soziale Beeinträchtigungen unterschieden werden. Aus einer strukturellen Schädigung kann nicht automatisch auf eine Fähigkeitsstörung geschlossen werden, die ihrerseits regelhaft zu einer sozialen Beeinträchtigung führt. Vielmehr nehmen umfeld- und personbezogene Faktoren darauf Einfluss, wie sich Symptome im Leben von Patienten auswirken.

Uneingeschränkte Funktionsfähigkeit bzw. „funktionale Gesundheit" liegt vor, wenn eine Person trotz eines Gesundheitsproblems all das tut oder tun kann, was von einem gesunden Menschen erwartet wird und/oder sie sich in der Weise und dem Umfang entfalten kann, wie es von einem gesunden Menschen erwartet wird.

Die ICF besteht aus zwei Teilen:

- *Teil 1* umfasst die folgenden Komponenten:
  - Körperfunktionen und Körperstrukturen,
  - Aktivitäten und Partizipation [Teilhabe].
- *Teil 2* umfasst die folgenden Komponenten:
  - Umweltfaktoren,
  - Personbezogene Faktoren (derzeit in der ICF nicht klassifiziert).

Diese Komponenten werden für jeden Kode mit einem Präfix gekennzeichnet.

- *b* für Körperfunktionen,
- *s* für Körperstrukturen,
- *d* für Aktivitäten und Partizipation [Teilhabe],
- *e* für Umweltfaktoren.

Die ICF selber ist eine *reine Klassifikation,* sie enthält keine Messinstrumente. Für die Beschreibung von Körperfunktionen und -strukturen wird in der ICF z. B. auf bereits etablierte Verfahren wie die Neutral-Nullmethode, Blutdruckmessung oder die Bestimmung der Ejektionsfraktion des Herzens verwiesen.

Das AMDP-System bietet sich als Verfahren zur Beurteilung der psychischen Funktionen an, denn es ist auf die diagnoseunabhängige Beschreibung des vollständigen psychischen Befundes ausgerichtet.

Die ICF benennt im Kapitel b1 „Mentale Funktionen" als Funktionen des Gehirns die „globalen mentalen Funktionen" (b110 bis b139), wie Funktionen des Bewusstseins, der psychischen Energie und des Antriebs, sowie die „spezifischen mentalen Funktionen" (b140 bis b189), wie Funktionen des Gedächtnisses, kognitiv-sprachliche Funktionen und Funktionen des Rechenvermögens. Hier tauchen also praktisch alle Kategorien des psychischen Befundes nach AMDP auf. Das AMDP-System ermöglicht es somit, die psychische Symptomatik den entsprechenden Kategorien der *„Körperfunktionen"* in der ICF zuzuordnen.

In Tabelle D1 und D2 sind der Liste der „Mentalen Funktionen" der ICF die jeweils zugehörigen AMDP-Symptome zugeordnet, mit denen sie sich erfassen lassen. Das erleichtert es, die vorliegenden Symptome zu Aktivitätsstörungen in Beziehung zu setzen und so die Verbindung von Gesundheitsproblemen zu Aktivitäts- und Teilhabestörungen nachvollziehbar zu machen.

Die ICF sieht eine *Graduierung der Funktionseinschränkungen* nach „leicht", „mäßig", „erheblich" und „voll" vor. Diese vierstufige Einteilung ist nicht völlig mit der dreistufigen Graduierung nach AMDP kompatibel, zumal die Kategorie „nicht vorhanden" der ICF auch „unerhebliche" Funktionseinschränkungen bis 4 % umfasst, dennoch stellt ein gemäß AMDP erhobener Befund eine gute Grundlage für eine Graduierung nach ICF dar.

Für die *Beurteilung der Teilhabestörung* kommt es dann im Weiteren darauf an, in welchen Lebensbereichen sich die Funktionsstörungen auswirken. Wenn durch Umweltbedingungen (Ressourcen) oder personenbezogene Kontextfaktoren eine Funktionsstörung nicht zum Tragen kommt, aber natürlich auch, wenn durch eine ressourcenarme Umgebung (Barrieren) schon geringe Funktionseinschränkungen zu massiven Teilhabestörungen führen, ist dies zu berücksichtigen. Das AMDP-System bezieht sich bei der Schweregradbeurteilung u. a. auf die durch die Symptomatik bedingten Beeinträchtigungen. Für die Beurteilung der Teilhabe muss der Befund nach AMDP um die Erhebung der Fremdanamnese und die Beschreibung des Lebensumfeldes ergänzt werden.

Insgesamt kann die standardisierte und vollständige Erhebung der psychischen (mentalen) Symptome mit dem AMDP-System die notwendige Grundlage für alle weiteren Beurteilungsebenen innerhalb der ICF bilden.

Tabelle D1: Globale mentale Funktionen (b110 bis b139) und AMDP-Symptome, die zur Beurteilung beitragen können (WHO/DIMDI, 2005)

Globale mentale Funktionen (ICF)	Inkl. Funktionen	AMDP-Symptome
b110 Funktionen des Bewusstseins Allgemeine mentale Funktionen, die die bewusste Wahrnehmung und Wachheit einschließlich Klarheit und Kontinuität des Wachheitszustandes betreffen	Funktionen, die Zustand, Kontinuität und Qualität des Bewusstseins betreffen; Bewusstseinsverlust, Koma, vegetativer Status (Apallisches Syndrom), Dämmerzustand (Fugue), Trance, Besessenheit, drogeninduzierte Bewusstseinsveränderungen, Delir, Stupor	1 Bewusstseinsverminderung 2 Bewusstseinstrübung 3 Bewusstseinseinengung 4 Bewusstseinsverschiebung 105 Müdigkeit
b114 Funktionen der Orientierung Allgemeine mentale Funktionen, die Selbstwahrnehmung, Ich-Bewusstsein und realistische Wahrnehmung anderer Personen sowie der Zeit und der Umgebung betreffen	Funktionen der Orientierung zu Zeit, Ort und Person sowie der Orientierung zur eigenen Person und zu anderen Personen; Desorientierung zu Zeit, Ort und Person	5 zeitliche Orientierungsstörung 6 örtliche Orientierungsstörung 7 situative Orientierungsstörung 8 Orientierungsstörung über die eigene Person

Tabelle D.1: Fortsetzung

Globale mentale Funktionen (ICF)	Inkl. Funktionen	AMDP-Symptome
b130 Funktionen der psychischen Energie und des Antriebs Allgemeine mentale Funktionen, die physiologische und psychologische Vorgänge betreffen, welche bei einer Person ein nachhaltiges Streben nach Befriedigung bestimmter Bedürfnisse und die Verfolgung allgemeiner Ziele verursachen	Funktionen, die psychische Energie, Motivation, Appetit, Sucht (einschließlich Sucht nach Substanzen, die zu einer Abhängigkeit führen) und Impulskontrolle betreffen	80 antriebsarm 81 antriebsgehemmt 82 antriebsgesteigert 92 sozialer Rückzug 94 soziale Umtriebigkeit ZP4 desorganisiert 106 Appetit vermindert 107 Appetit vermehrt 108 Durst vermehrt 109 Sexualität vermindert ZS2 Sexualität vermehrt ZS3 Sexuelle Funktionsstörungen ZP7 impulsiv

Tabelle D.1: Fortsetzung

Globale mentale Funktionen (ICF)	Inkl. Funktionen	AMDP-Symptome
b134 Funktionen des Schlafes Allgemeine mentale Funktionen, die sich in einer periodischen, reversiblen und selektiven physischen und mentalen Loslösung von der unmittelbaren Umgebung äußern und die von charakteristischen physiologischen Veränderungen begleitet sind	Funktionen, die Schlafdauer, Schlafbeginn, Aufrechterhaltung des Schlafs, Schlafqualität, Schlafzyklus betreffen, wie bei Insomnie, Hypersomnie, Narkolepsie	101 Einschlafstörungen 102 Durchschlafstörungen 103 Verkürzung der Schlafdauer 104 Früherwachen 105 Müdigkeit ZS1 Parasomnien

Tabelle D2: Spezifische mentale Funktionen (b140 bis b189) und AMDP-Symptome, die zur Beurteilung beitragen können (WHO/DIMDI, 2005)

Spezifische mentale Funktionen (ICF)	Inkl. Funktionen	AMDP-Symptome
b140 Funktionen der Aufmerksamkeit Spezifische mentale Funktionen, die die Fokussierung auf einen externen Reiz oder auf innere Vorgänge für eine geforderte Zeitspanne betreffen	Funktionen, die Daueraufmerksamkeit, Wechsel der Aufmerksamkeit, geteilte Aufmerksamkeit, mit anderen geteilte Aufmerksamkeit, Konzentration und Ablenkbarkeit betreffen	10 Konzentrationsstörungen
b144 Funktionen des Gedächtnisses Spezifische mentale Funktionen, die die adäquate Registrierung, die Speicherung und den Abruf von Informationen betreffen	Funktionen, die Kurzzeitgedächtnis und Langzeitgedächtnis, Sofort-, Frisch- und Altgedächtnis, Gedächtnisspanne und Abrufen betreffen; Funktionen, die beim Wiedererkennen und Lernen benutzt werden, wie bei nominaler, selektiver und dissoziativer Amnesie	11 Merkfähigkeitsstörungen 12 Gedächtnisstörungen 13 Konfabulationen 14 Paramnesien

Tabelle D.2: Fortsetzung

Spezifische mentale Funktionen (ICF)	Inkl. Funktionen	AMDP-Symptome
b147 Psychomotorische Funktionen Spezifische mentale Funktionen, die die Kontrolle über motorische und psychologische Vorgänge auf körperlicher Ebene betreffen	Funktionen, die die psychomotorische Kontrolle betreffen, wie bei psychomotorischer Retardierung, Erregung und Agitiertheit, Katatonie, Negativismus, Ambitendenz, Echopraxie und Echolalie; Qualität der psychomotorischen Funktionen	83 motorisch unruhig 84 Parakinesen 85 manieriert/bizarr 86 theatralisch 87 mutistisch 88 logorrhoisch 131 Konversionssymptome ZP4 desorganisiert
b152 Emotionale Funktionen Spezifische mentale Funktionen, die im Zusammenhang mit Gefühlen und den affektiven Komponenten von Bewusstseinsprozessen stehen	Funktionen, die (Situations-)Angemessenheit der Emotion, affektive Kontrolle und Schwingungsfähigkeit betreffen; Affekt; Trauer, Glück; Liebe, Furcht, Ärger, Hass, Anspannung, Angst, Freude, Sorgen; emotionale Labilität; Affektverflachung	59 ratlos 60 Gefühl der Gefühllosigkeit 61 affektarm 62 Störung der Vitalgefühle 63 deprimiert 64 hoffnungslos 65 ängstlich 66 euphorisch 67 dysphorisch 68 gereizt 69 innerlich unruhig 70 klagsam/jammerig

Tabelle D.2: Fortsetzung

Spezifische mentale Funktionen (ICF)	Inkl. Funktionen	AMDP-Symptome
		71 Insuffizienzgefühle 72 Gesteigertes Selbstwertgefühl 73 Schuldgefühle 74 Verarmungsgefühle 75 ambivalent 76 Parathymie 77 affektlabil 78 affektinkontinent 79 affektstarr ZP1 Angstanfälle ZP9 Schamgefühle
b156 Funktionen der Wahrnehmung Spezifische mentale Funktionen, die die Erkennung und Interpretation sensorischer Reize betreffen	Funktionen, die visuelle, auditive, olfaktorische, gustatorische, taktile und räumlich-visuelle Wahrnehmung betreffen, wie bei Halluzination oder Illusion	47 Illusionen 48 Stimmenhören 49 andere akustische Halluzinationen 50 optische Halluzinationen 51 Körperhalluzinationen 52 Geruchs- und Geschmacks-halluzinationen

Tabelle D.2: Fortsetzung

Spezifische mentale Funktionen (ICF)	Inkl. Funktionen	AMDP-Symptome
b160 Funktionen des Denkens Spezifische mentale Funktionen, die im Zusammenhang mit dem formalen und inhaltlichen Ablauf des Denkens stehen	Funktionen, die Tempo, Form, Kontrolle und Inhalt des Denkens betreffen; Funktionen, die zielgerichtetes und nicht zielgerichtetes Denken betreffen; Funktionen, die logisches Denken betreffen, wie bei Gedankendruck, Ideenflüchtigkeit, Denkhemmung, inkohärentes Denken, Vorbeidenken/Vorbeireden, umständliches Denken, Wahn, Zwangsgedanken, Zwangshandlungen	15 gehemmt 16 verlangsamt 17 umständlich 18 eingeengt 19 perseverierend 20 grübeln 21 Gedankendrängen 22 ideenflüchtig 23 vorbeireden 24 gesperrt/Gedankenabreißen 25 inkohärent/zerfahren 26 Neologismen 30 Zwangsdenken 31 Zwangsimpulse 32 Zwangshandlungen 33 Wahnstimmung 34 Wahnwahrnehmung 35 Wahneinfall 36 Wahngedanken

Tabelle D.2: Fortsetzung

Spezifische mentale Funktionen (ICF)	Inkl. Funktionen	AMDP-Symptome
		37 systematisierter Wahn 38 Wahndynamik ZP2 beschleunigtes Denken ZP3 Beziehungsideen ZP10 Überwertige Ideen
b164 Höhere kognitive Funktionen Spezifische mentale Funktionen, die insbesondere von den Frontallappen des Gehirns abhängen, einschließlich komplexe zielgerichtete Verhaltensweisen wie Entscheidungen treffen, abstrakt denken sowie einen Plan aufstellen und durchführen, mentale Flexibilität, sowie entscheiden, welche Verhaltensweisen unter welchen Umständen angemessen sind (häufig „exekutive Funktionen“ genannt)	Funktionen, die Abstraktionsvermögen und Ordnen von Ideen betreffen; Zeitmanagement, Einsichts- und Urteilsvermögen; Konzeptbildung, Kategorisierung und kognitive Flexibilität	9 Auffassungsstörungen 97 Mangel an Krankheitsgefühl 98 Mangel an Krankheitseinsicht ZP4 desorganisiert

Tabelle D.2: Fortsetzung

Spezifische mentale Funktionen (ICF)	Inkl. Funktionen	AMDP-Symptome
b167 Kognitiv-sprachliche Funktionen Spezifische mentale Funktionen, die das Erkennen und Verwenden von Zeichen, Symbolen und anderen Teilbereichen einer Sprache betreffen	Funktionen, die Verständnis und Entschlüsselung von gesprochener, geschriebener oder anderer Formen von Sprache wie Gebärdensprache betreffen; Funktionen, die das Ausdrucksvermögen in gesprochener, geschriebener oder anderer Form von Sprache betreffen; integratives Sprachvermögen in Sprache und Schrift, wie sie an der sensorischen (rezeptiven), motorischen (expressiven), Broca-, Wernicke- und Leitungsaphasie beteiligt sind	ZP11 Wortfindungsstörungen
b176 Mentale Funktionen, die die Durchführung komplexer Bewegungshandlungen betreffen Spezifische mentale Funktionen, die die Aufeinanderfolge und Koordination komplexer, zweckgerichteter Bewegungen betreffen	Funktionsstörungen wie ideatorische, ideomotorische, Ankleide-, okulomotorische, Sprech-Apraxie	In AMDP keine entsprechenden Symptome

Tabelle D.2: Fortsetzung

Spezifische mentale Funktionen (ICF)	Inkl. Funktionen	AMDP-Symptome
b180 Die Selbstwahrnehmung und die Zeitwahrnehmung betreffende Funktionen Spezifische mentale Funktionen, die im Zusammenhang mit der bewussten Wahrnehmung der eigenen Identität, des eigenen Körpers, der eigenen Position in der eigenen realen Umwelt sowie der Zeit stehen	Funktionen, die Selbsterfahrung, Körperschema und Zeitwahrnehmung betreffen	14 Paramnesien 53 Derealisation 54 Depersonalisation ZP8 Körperbildstörungen

Literatur

World Health Organization (WHO) und Deutsches Institut für Medizinische Dokumentation und Information (DIMDI). (2005). *Internationale Klassifikation der Funktionsfähigkeit, Behinderung und Gesundheit (ICF) der Weltgesundheitsorganisation (WHO), deutschsprachige Fassung* [International Classification of Functioning, Disability and Health, 2001]. Genf: World Health Organization.

Anhang E: Psychopathologie und das AMDP-System

Unter Psychopathologie als „der Lehre von den Leiden der Seele" versteht man die wissenschaftliche Methodenlehre der Psychiatrie, deren Aufgabe die Erkennung, Beschreibung und Analyse psychischer Störungen ist (Peters, 2016). Sie beruht auf der Beobachtung, Beschreibung und Systematisierung psychischer Auffälligkeiten beim Menschen, erschlossen aus subjektiven Beschreibungen sowie Verhaltensbeobachtungen durch Experten. Sie kann daher als eine *Grundlagenwissenschaft* der Psychiatrie und Klinischen Psychologie angesehen werden.

Entwicklung und Begriff der Psychopathologie sind verbunden mit großen Namen wie Emil Kraepelin, Eugen Bleuler oder Kurt Schneider. Mit seinen Arbeiten zur phänomenologischen und verstehenden Psychopathologie hat vor allem Karl Jaspers die allgemeinen methodischen Grundlagen der modernen Psychiatrie gelegt (Payk, 2015). Die Psychopathologie hat sich seither zu einer *Methodenlehre* weiterentwickelt, die der systematischen, standardisierten und gezielten Dokumentation und Graduierung psychopathologischer Symptomatik dient, in Praxis wie Forschung (Stieglitz & Rösler, 2009; Stieglitz & Freyberger, 2012). Die Entwicklung der heute unentbehrlichen psychopathologischen Ratingskalen sowie die Einführung der Klassifikationssysteme der WHO (ICD-10/-11) oder der APA (DSM-III bis DSM-5) sind unmittelbarer Ausdruck dieser Entwicklung. Blickt man auf die Prinzipien der heute verbindlichen Klassifikation psychischer Störungen nach DSM-5 oder ICD-10/-11, imponiert die zentrale Rolle der *Psychopathologie als Ordnungsfaktor*. Es werden mittels Operationalisierung psychischer Störungen unter Einbezug expliziter psychopathologischer Phänomene Störungsgruppen definiert. Es gibt keine psychiatrische Diagnose, die ohne Psychopathologie gestellt werden kann (Stieglitz & Rösler, 2009).

Die immer wieder zu hörende Behauptung, dass die Anwendung von DSM-5 oder auch ICD-10/-11 weitergehende Kenntnisse in Psychopathologie überflüssig mache, ist eine fatale

Fehleinschätzung. Definitionen zu den Symptomen und Regeln, wie man die in Rede stehenden Phänomene gemäß ICD-10/-11 oder DSM-5 erfasst oder abgrenzt, sucht man dort meist vergebens. Dem AMDP-System kommt daher eine besondere Bedeutung zu, diese Lücke zu schließen. Erfreulich ist auch, dass alle im deutschsprachigen Bereich relevanten Lehrbücher zur Psychiatrie umfassende Kapitel zum Thema Psychopathologie aufweisen, die sich inhaltlich meist an das AMDP-System anlehnen, welches im deutschsprachigen Bereich konkurrenzlos ist und eine breite Akzeptanz gefunden hat.

Die Befunderhebung mit dem AMDP-System fußt auf einem *deskriptiven Ansatz,* der früher auch als phänomenologisch-deskriptiv bezeichnet wurde. Gemeint ist damit die Beschreibung psychischer Phänomene durch möglichst klare begriffliche Bestimmungen und Grenzziehungen. Wie es zur Entstehung der in Rede stehenden Phänomene kommen konnte, die wir als psychopathologische Symptome bezeichnen, bleibt dabei außer Betracht. Die Symptome des AMDP-Systems sind nicht primär an der psychiatrischen Nosologie oder irgendeiner Theorie über die Entstehung von Erkrankungen orientiert. Insofern beanspruchen sie keine Spezifität für irgendeine psychiatrische Diagnose. Gleichwohl spielen die AMDP-Symptome bei allen psychischen Störungsbildern eine wichtige Rolle. Die Erfassung der 100 psychischen Symptome von AMDP kann somit eine wichtige Grundlage für die Diagnosestellung darstellen. Dabei handelt es sich um eine Zusammenstellung von Phänomenen, die von Generationen von Psychiatern seit der Entstehung der wissenschaftlichen Psychiatrie identifiziert und als Ausdruck seelischen Leidens eingeordnet wurden. Es handelt sich damit um psychopathologische Kernsymptome. Welche Phänomene dazu gehören, steht nicht für alle Zeiten fest. In der Entwicklung der Psychiatrie finden heute Störungsbilder Beachtung, die noch vor 50 Jahren als „kleine Psychiatrie" kaum auf Interesse stießen. Der notwendigen Erweiterung des Merkmalspools für die aktuelle Psychiatrie hat AMDP mit der Einführung von Zusatzmerkmalen (ZP1 bis ZP11) Rechnung getragen. Es zeigt jedoch auch, dass der Merkmalsbestand von 100 Symptomen bereits den Großteil der psychopathologisch relevanten Symptome der aktuellen Klassifikationssysteme ICD-10/-11 und DSM-5 abdeckt.

Die Feststellung der *psychopathologischen Kernsymptome* erfolgt ohne Rückgriff auf theoretische Konzepte, aber in Übereinstimmung mit dem psychiatrischen Erfahrungswissen. Bei der Befunderhebung stellt man zudem regelmäßig fest, dass die psychopathologischen Symptome nicht zufällig in beliebigen Konstellationen auftreten, sondern eine *Ordnung nach Syndromen* erkennen lassen. Die psychopathologischen Syndrome ergeben sich für den Untersucher direkt in der Exploration oder bei der statistischen Auswertung des Befundes. Die bekannten AMDP-Syndrome wurden schon im Manual von 1983 beschrieben (Baumann & Stieglitz, 1983). Praktisch relevant sind acht psychopathologische Syndrome (u.a. paranoid-halluzinatorisches Syndrom, depressives Syndrom, manisches Syndrom; vgl. auch Anhang C). Wenn man die große Menge an theoretischen Kombinationsmöglichkeiten der 100 Kernsymptome in Rechnung stellt, folgt daraus, dass psychopathologische Phänomene nicht beliebig, sondern nach Ordnungsprinzipien auftreten. Damit bewegt man sich in einem Bereich, in dem man Schlussfolgerungen zieht und Modellvorstellungen entwickelt. Die Feststellung der Syndrome folgt ebenfalls dem deskriptiven Ansatz, die sich ergebenden Konsequenzen reichen indessen über die reine Deskription hinaus und deuten an, dass es möglich ist, die beschriebenen Symptome in eine systematische Ordnung zu fügen. Auf dieser Ebene ist z.B. die Unterscheidung von negativen und positiven Symptomen angesiedelt (Rösler et al. 2004). Ein weitergehendes psychopathologisches Konzept geht auf Conrad (1960a, b) zurück. In einer formalen Analyse werden psychopathologische Phänomene als Ausdruck von Desintegration oder Entdifferenzierung aufgefasst. Derartige psychopathologische Konzepte führen zu Modellvorstellungen über die Strukturierungsleistungen des menschlichen Bewusstseins, die in vergleichbarer Weise als Akkommodation und Assimilation Gegenstand der epigenetischen Entwicklungspsychologie sind (Piaget & Inhelder, 1966). Letztlich kommt in diesen psychopathologischen Ansätzen zum Ausdruck, dass seelische Störungen mit einem Entwicklungsstillstand oder mit einer Entwicklungsregression, erkennbar an Einschränkungen und Ausfallserscheinungen sowie Freiheitseinbußen, einhergehen. Diese Tradition der psychopathologischen Forschung ist mit der stürmischen Entwicklung der biologischen Psychiatrie immer mehr in den Hintergrund getreten, aber nicht völlig verloren gegangen. Psychopathologie muss nicht ausschließlich als ein Hilfsmittel für biologische Forschung aufgefasst werden. Sie kann sich auch um eine eigene Systematik und Methodik bemühen.

Literatur

Conrad, K. (1960a). Die Gestaltanalyse in der psychiatrischen Forschung. *Nervenarzt, 31,* 267–273.

Conrad, K. (1960b). Die symptomatischen Psychosen. In H. Gruhle, R. Jung, W. Meyer-Groß & M. Müller (Hrsg.), *Psychiatrie der Gegenwart II/2* (S. 369–436). Berlin: Springer. https://doi.org/10.1007/978-3-662-12158-0_14

Payk, T. R. (2015). *Psychopathologie. Vom Symptom zur Diagnose* (4. Aufl.). Berlin: Springer. https://doi.org/10.1007/978-3-662-45531-9

Peters, H. U. (2016). *Lexikon Psychiatrie, Psychotherapie, Medizinische Psychologie* (11. Aufl.). München: Elsevier.

Piaget, J. & Inhelder, B. (1966). *La psychologie de l'enfant*. Paris: Presses Universitaires de France.

Rösler, M., Trabert, W., Falkai, P., Haug, H.-J., Maier, W., Caspar, I. & Stieglitz, R.-D. (2004). Das AMDP-Modul zur Negativsymptomatik. In H. Freyberger & H.-J. Möller (Hrsg.), *Die AMDP-Module* (S. 126–150). Göttingen: Hogrefe.

Stieglitz, R.-D. & Freyberger, H.J. (2012). Psychopathologie – heute (Editorial). *Zeitschrift für Psychiatrie, Psychologie und Psychotherapie, 60,* 247–248. https://doi.org/10.1024/1661-4747/a000123

Stieglitz, R.-D. & Rösler, M. (2009). Ist die Psychopathologie tot? – Kontra. *Psychiatrie und Psychotherapie up2date, 3,* 4–5.

Sachverzeichnis

Die in Klammern gesetzten Zahlen bezeichnen die jeweiligen Merkmals-Nummerierungen. Die fettgedruckten Seitenangaben verweisen auf die Merkmalsdefinitionen.

A

B

C

D

E

F

G

H

T

U

V